Inhalt

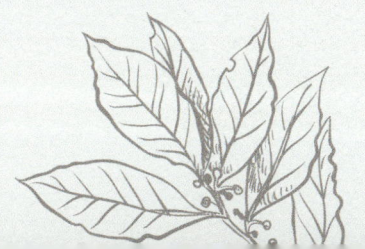

Räucherwerk-Lexikon 111

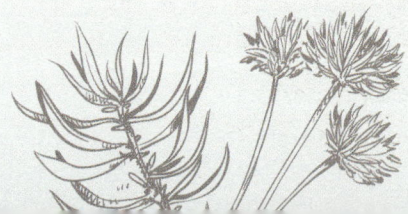

MARKUS SCHIRNER

Leitfaden
RÄUCHERN
mit Harzen, Kräutern
und Hölzern

Die besten Praxis-Tipps für Einsteiger

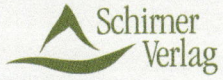

Die Ratschläge in diesem Buch sind sorgfältig erwogen und geprüft. Bei gesundheitlichen Störungen sollten sie jedoch erst nach Absprache mit dem Arzt oder Heilpraktiker umgesetzt werden, sie bieten keinen Ersatz für kompetenten medizinischen Rat. Alle Angaben in diesem Buch erfolgen daher ohne Gewährleistung oder Garantie seitens des Autors oder des Verlages. Eine Haftung des Autors bzw. des Verlages und seiner Beauftragten für Personen-, Sach- und Vermögensschäden ist ausgeschlossen.

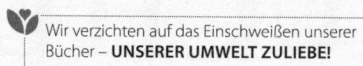

Wir verzichten auf das Einschweißen unserer Bücher – **UNSERER UMWELT ZULIEBE!**

ISBN Printausgabe 978-3-8434-1517-0
ISBN E-Book 978-3-8434-6502-1

Markus Schirner:
Leitfaden Räuchern mit Harzen,
Kräutern und Hölzern
Die besten Praxis-Tipps
für Einsteiger
© 2022 Schirner Verlag, Darmstadt

Umschlag: Simone Fleck &
Anna Katharina Berg, Schirner,
unter Verwendung von # 1281755095
(© Lumixera), # 1006678183 (© vainillay-chile), # 2038528430 (© monkographic),
34432651 (© matka_Wariatka) und
204048796 (© artnLera),
www.shutterstock.com
Layout: Anna Katharina Berg, Schirner
Lektorat: Ina Keller & Bastian Rittinghaus,
Schirner
Fachlektorat: Uta Frieling
Printed by: Ren Medien GmbH, Germany

www.schirner.com

2. Auflage November 2024

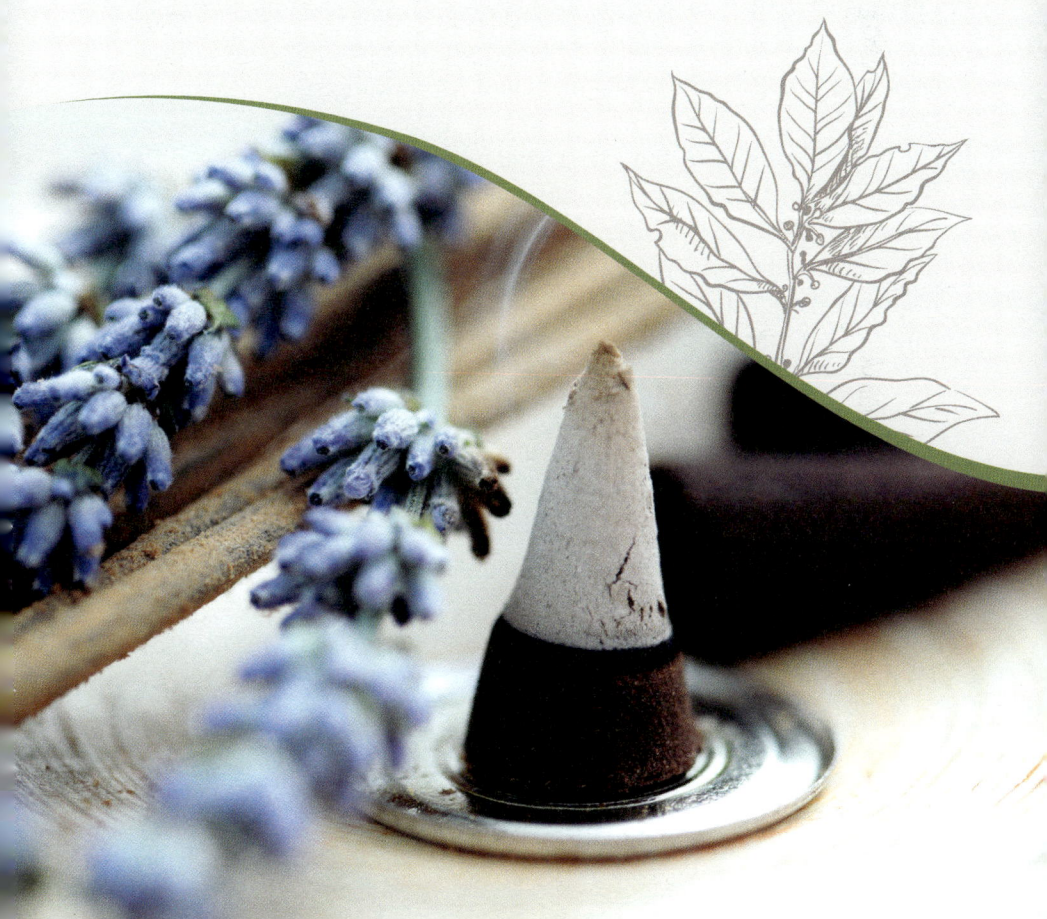

Vorwort

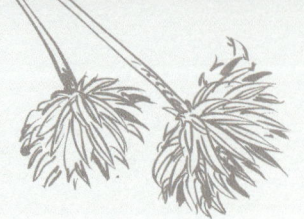

Neben der Aromatherapie mit ätherischen Ölen hat mich das Thema »Räuchern« schon immer fasziniert. Es ist eine seit Tausenden von Jahren gepflegte Tradition der Menschheit. Sie begann damit, dass die Menschen das Feuer entdeckten und es für sich und ihre Bedürfnisse nutzten. In den alten Kulturen wurde der entstehende Rauch bereits verwendet, um Stimmungen zu erzeugen, Gefühle zu wecken, die Götter anzurufen und verschiedene Rituale zu begehen. Während der Rauhnächte wird traditionell geräuchert, um das Alte zu verabschieden und sich auf das neue Jahr vorzubereiten. Reinigungsräucherungen werden auch heute noch eingesetzt, denn sie haben vielerlei Nutzen: Sie sollen alte, negative Energien aus Räumen verbannen, Krankheitserreger und Keime eindämmen und Ansteckungen vermeiden.

Auch bei Weihungen und Schutzritualen wird traditionell geräuchert. Viele dieser fast vergessenen Traditionen blühen in der heutigen Zeit wieder auf. Die Menschen kehren zurück zum Altbewährten und wollen mit dem Vorgang des Räucherns vom stressigen Alltag abschalten. Sie suchen nach einer Möglichkeit, ihre Gefühle, Stimmungen oder Emotionen positiv zu beeinflussen, zu Ruhe und innerer Stille zu gelangen, sich mit der Urkraft der Natur zu verbinden oder sich einfach nur dem Genuss des Wohlgeruchs hinzugeben und zu entspannen.

Tauchen auch Sie in die Welt der Räucherstoffe ein, lernen Sie die verschiedenen Anwendungen und Wirkungen kennen, und erleben Sie den Genuss des richtigen Räucherns!

Markus Schirner

Einleitung

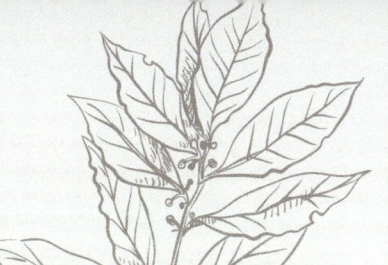

Wussten Sie, dass Räuchern …

… auf das limbische System wirkt und die Emotionen beeinflusst?

… Geist und Seele entspannt, wodurch innere Ruhe einkehrt?

… die Raumluft desinfiziert?

… zur spirituellen Reinigung genutzt werden kann?

… negative Energien in positive verwandelt?

… die Aura reinigt?

… die Konzentration und Klarheit fördern kann?

… von Trauer, Schmerz und Ängsten befreit?

… das Raumklima klären und positiv beeinflussen kann?

… eine symbolische Schutzwirkung hat?

… gegen Fliegen und Mücken hilft?

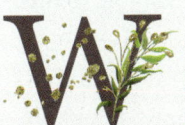enn Sie diese Fragen mit »Nein« beantworten, dann sind Sie hier genau richtig! Denn für jeden Punkt dieser Liste gibt es den passenden Räucherstoff – heimisch oder exotisch. Egal, ob Sie Einsteiger sind und sich das erste Mal mit dem Räuchern beschäftigen oder ob Sie schon Erfahrung mit den verschiedenen Stoffen haben, dieses Buch möchte Ihre wichtigsten Fragen beantworten, Sie inspirieren und mitnehmen in die Welt des Räucherns. Nach dem »Wie« (Wie funktioniert Räuchern eigentlich?) und dem »Was« (Welche Räucherstoffe gibt es?) widmen wir uns dem »Wozu« (Was be- oder wogegen wirken Räucherstoffe?).

Generell kann man sagen, dass Räucherungen auf drei Ebenen wirken:

- Auf der **körperlichen Ebene** wirkt die erzeugte Hitze heilend. Sie setzt Wirkstoffe und flüchtige Öle aus der Pflanze frei, die direkten Einfluss auf unsere Physiologie haben können, beispielsweise antibakteriell, entzündungshemmend oder stimmungsaufhellend agieren.
- Auf der **emotionalen Ebene** wirken die Düfte der Räucherstoffe auf unser limbisches System, das u. a. für unsere Emotionen, unsere Motivation und unser Gedächtnis zuständig ist. Gerüche sind direkt mit Erinnerungen verknüpft und diese mit den dazugehörigen Emotionen. Durch das Räuchern können sie ins Bewusstsein (zurück-)geholt werden.
- Auf der **energetischen Ebene** setzen wir mit dem Räuchern die Essenz der Herkunftspflanze frei – ihre energetische Information und was wir mit ihr assoziieren – und aktivieren dadurch ihre Schwingung in uns.

Eine Räucherung wirkt schon allein für sich: als Zäsur im Alltag, als Moment, in dem Sie zur Ruhe kommen können, indem Sie sich ganz auf den Ablauf des Räucherns konzentrieren. Verstärken können Sie diese Wirkung, indem Sie die Räucherung in ein Ritual einbinden und eine Intention setzen. Im Anwendungsteil (S. 25) werden dazu Rituale vorgeschlagen, die Sie gern nach Ihren Vorstellungen abwandeln sollen.

Aber zunächst möchte ich Ihnen vorstellen, wie und womit Räuchern eigentlich funktioniert.

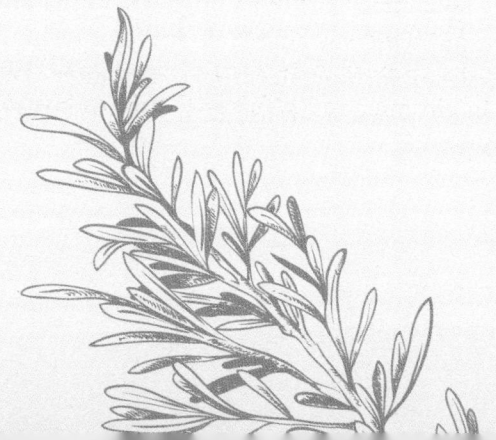

Die verschiedenen Räuchermethoden

Man kann auf verschiedene Arten räuchern. Der einfachste und bequemste Weg ist das Abbrennen von Räucherstäbchen, -kegeln, -kerzen oder -spiralen. Hierfür wird das Rauchgut zerkleinert und so weit vorbereitet, dass es sofort benutzt werden kann. Dazu wird es mit brennbaren Substanzen gemischt, sodass es nach dem Anzünden gleichmäßig glimmt, ohne viel Rauch zu entwickeln. Es werden lediglich ein passender Halter und eine feuerfeste Unterlage benötigt.

Räucherstäbchen

In verschiedenen Ländern stellen die Menschen Räucherstäbchen in eigenen Traditionen mit unterschiedlichen Zutaten her. Indische und chinesische Räucherstäbchen werden durch Auftragen des Räucherwerks auf ein dünnes Holzstäbchen gefertigt. Japanische und tibetische Räucherstäbchen mit wertvollen Kräutern werden ohne Trägerholz meist handgerollt.

Achten Sie beim Kauf unbedingt auf eine gute Qualität des Räucherstoffs, da Sie den Rauch einatmen, auch dann, wenn Sie ihn nicht bewusst wahrnehmen. Schon eine geringe Aufnahme des Rauchs beeinflusst auf subtile Weise Ihre Gefühle und Ihr Wohlergehen. Eine naturreine bzw. Bio-Qualität ohne Schadstoffe wäre optimal.

Stecken Sie die Räucherstäbchen auf einen speziellen Räucherstäbchenhalter oder in ein mit Sand gefülltes Gefäß, sodass sie problemlos abbrennen können.

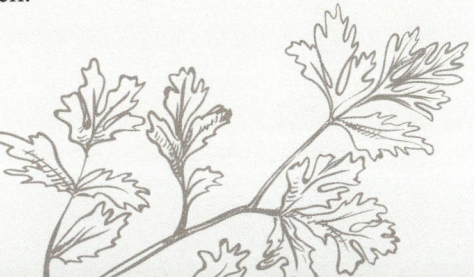

Räucherkegel

Räucherkegel (auch »Räucherkerzen« genannt) sind eine Alternative zu den Räucherstäbchen. Sie sind in ihrem Gemisch und in ihren Duftnoten ähnlich wie die Räucherstäbchen und werden meist handgeformt.
Legen Sie die Kegel in eine Schale, am besten mit etwas Sand oder Salz darunter, da sie sehr heiß werden und die Unterlage oder den Tisch beschädigen könnten.

Wenn Sie keine fertigen Räucherkegel oder -kerzen kaufen möchten, können Sie diese auch selbst herstellen. Als Bindemittel benötigen Sie eine Stärkepaste, für die Sie etwas Wasser mit Maisstärke zu einem dickflüssigen Brei mischen und kochen. Statt Stärke kann auch Gummi arabicum benutzt werden. Auf einen Teil dieses abgekühlten Klebstoffs können drei Teile pulverisierter Kräuter, Hölzer und Harze kommen. Ein Harz sollte mindestens in der Räuchermischung enthalten sein. Für selbst brennende Kegel fügen Sie der Mischung geriebene Räucherkohle bei. Als Faustregel gilt dabei ca. 50 g Räucherkohle auf 10 g Räuchermischung oder 60 % Kohle, 25 % Räuchermischung, 15 % Bindemittel.
Einfache Räucherkugeln, die auf einem Sieb oder Kohle verbrannt werden müssen, können Sie leicht herstellen, indem Sie gerebelte oder gemörserte Kräuter mit etwas Mastixpulver und einem weichen Gummiharz wie Labdanum oder Copaivabalsam verkneten.
Sehr edel sind Räucherkugeln, die wie das ägyptische Kyphi mit Wein (oder Met), eingeweichten Sultaninen und Honig (oder Dattelsirup) hergestellt werden. Dabei können Sie eines der Kyphi-Rezepte aus der einschlägigen Literatur heraussuchen oder frei improvisieren.

Räucherspiralen

Räucherspiralen werden ähnlich wie Räucherstäbchen hergestellt, haben aber den Vorteil, dass sie sehr lange brennen. Daher braucht man sie meist nicht mit einem Mal auf oder hat Zeit für ein langes Ritual. Im Gegensatz zu Räucherstäbchen werden sie liegend abgebrannt. Zum Löschen kann man einfach zwei Finger befeuchten und die Glutstelle ausdrücken. Ursprünglich kommt diese Form des Räucherwerks aus Japan.

Räucherbündel/ Smudge Sticks

Räucherbündel oder Smudge Sticks kennen wir am ehesten von den nordamerikanischen Ureinwohnern, die sie hauptsächlich aus Weißem Salbei (S. 182) oder Triebspitzen der Cedars (S. 122) herstellen. Auch Sweetgrass (S. 176) wird gern solo verräuchert: Meist zu einem engen Zopf geflochten, kann es genau wie Räucherbündel verwendet werden. Das Besondere an Räucherbündeln ist, dass man sie ohne Kohle räuchern kann, indem man sie einfach anzündet, die Flamme löscht und das Bündel glimmen lässt. Da selten ein ganzes Bündel auf einmal verräuchert wird, kann man es, wenn die Räucherung beendet ist, einfach in Sand oder Erde ausdrücken.

Zur Herstellung der Räucherbündel fassen Sie die Stängel zu einem kleinen Strauß zusammen. Dann biegen Sie die Köpfe der Kräuter nach unten um und schnüren das Ganze mit einem Naturgarn (Baumwolle, Leinen, Hanf) zusammen. Dabei sollten Sie es so fest schnüren, dass ein kompaktes Paket entsteht, aber noch so locker, dass die Kräuter im Inneren nicht schimmeln, sondern gut trocknen können. Wenn Sie fertig sind, hängen Sie die Bündel für gut 2 Wochen kopfüber an einem trockenen, warmen, möglichst dunklen Ort auf. Wie die Kräuter für loses Räucherwerk, sollten auch Räucherbündel gut durchgetrocknet sein, bevor sie benutzt werden, da sie sonst beim Abbrennen Qualm entwickeln. Räucherbündel lassen sich gut aus heimischen Kräutern herstellen. Geeignet sind alle Pflanzen, von denen das ganze Kraut, nicht nur die Blüte verräuchert wird, z. B. Beifuß, Salbei, Thymian, Rosmarin, Schafgarbe, Königskerze und Johanniskraut.

Normalerweise verwendet man Kräuter, die zur selben Zeit blühen. Zum Beispiel kann statt des klassischen »Kräuterbuschens« ein »Räucherbuschen« aus Sonnenwendenkräutern hergestellt werden.

Lavendel riecht in Räucherbündeln sehr gut, allerdings neigen die Blüten dazu, zu explodieren, wenn sie erhitzt werden, was zu unangenehmen Brand- oder Schmorflecken auf Teppich, Möbeln und Kleidung und kleineren Verbrennungen der Haut führen kann. Deshalb sollte Lavendel ins Innere des Bündels gepackt oder sollten nur Blätter verwendet werden.

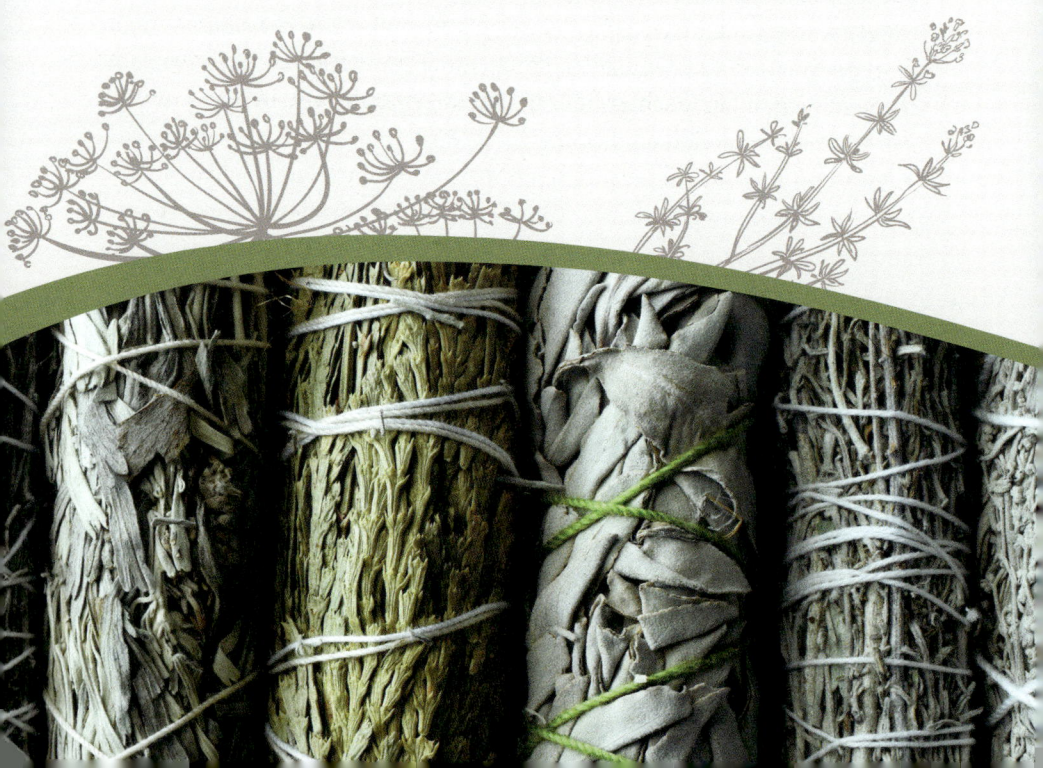

Räuchern mit losem Räucherwerk

Wer das Räuchern etwas mehr zelebrieren und nicht nur ein fertiges Stäbchen anzünden möchte, wer gern sein Rauchgut selbst sammelt oder zusammenstellt, dem stehen mehrere Möglichkeiten zur Wahl, loses Räucherwerk zu verräuchern.

Neben dem Rauchgut wird dabei immer eine **Pinzette** oder ein **Löffel** benötigt. Der Dosierlöffel ist dafür da, dass Sie die Räucherstoffe auf die Räucherkohle legen, ohne sich zu verbrennen. Mit der Pinzette können Sie durchgeglühte Überreste entfernen oder das Rauchgut anders platzieren.

Eine **Feder** ist außerdem hilfreich, denn mit dieser kann der Rauch in die gewünschte Richtung im Raum gelenkt werden. Beim Erwerb der Feder sollten Sie darauf achten, dass sie nicht von einem Vogel stammt, der unter Artenschutz steht. Es muss keine Adlerfeder sein, eine einfache Puten- oder Truthahnfeder reicht auch.

Beachten Sie außerdem, dass in Deutschland das Mitnehmen gefundener Federn sehr vieler Vögel, selbst aus dem eigenen Garten, nach dem Bundesnaturschutzgesetz und/oder dem Jagdrecht verboten ist. Fragen Sie Ihren örtlichen Jagdpächter oder in einem Wildtierpark, in dem Greifvögel gehalten werden, nach Federn.

Statt einer Feder kann natürlich einfach ein Fächer, eine Postkarte oder ein anderes Stück festes Papier oder Pappe verwendet werden.

Räuchern auf Kohle

Dies ist die älteste and am weitesten verbreitete Art des Räucherns – allerdings auch die aufwendigste. Deshalb erkläre ich sie ab S. 17 noch einmal ausführlicher.

Für das Räuchern auf Kohle benötigen Sie eine **Feuerzange** oder große **Pinzette**, mit der Sie die Kohle greifen können, und eine **feuerfeste Scha-**

le (eine Messingschale, Perlmuttmuschel oder Keramikschale). Füllen Sie das Gefäß mit **Sand** (Quarzsand, Bau-, Spielkasten- oder Meeressand, jedoch keinem Vogelsand, da dieser künstliche Zusatzstoffe enthält) oder **Salz.** Der Sand isoliert die Schale gegen die Hitze und hält die verglühten, teilweise klebrigen Reste des Rauchguts von ihr ab, und die Kohle bekommt außerdem mehr Luft ab. Manche speziellen Räucherschalen haben einen dicken Boden oder Stehfüßchen, mit denen die Unterlage vor der Hitzeentwicklung geschützt wird. In jedem Fall ist es sinnvoll, die Räucherschale auf eine nicht brennbare **Unterlage** zu stellen. Achten Sie darauf, dass weder Gardinen noch Tiere die glühende Kohle erreichen können.

Räuchern mit Räucherstövchen

Eine gute Alternative und zugleich eine sanfte Methode, wenn Sie keine Räucherkohle entzünden möchten, ist das Räuchern in einem Räucherstövchen. Hier wird das Rauchgut nur sanft verglüht und bildet nicht so starken Rauch.

Die Räucherstoffe werden auf ein **Sieb** gelegt und mit einem **Teelicht** langsam zum Verschwelen gebracht. Je nachdem, ob das Rauchgut am Rand oder in der Mitte direkt über der Flamme aufgelegt wird, erfährt es mehr oder weniger Hitze, und die Duftstoffe entwickeln sich unterschiedlich.

Seien Sie vorsichtig, denn das Sieb wird heiß! Besonders bei Harzen, die sich verflüssigen, kann es sinnvoll sein, eine dünne Schicht **Sand** auf das Sieb zu geben, um ein Durchtropfen zu verhindern. Alternativ kann eine **Räucherplatte** verwendet werden. Verglühtes Rauchgut kann mit einer Feder, einer Pinzette oder einem **Löffel** von der Siebplatte gefächert oder geschoben werden. Ist das Sieb verschmutzt, sollte es, sobald es abgekühlt ist, mit einer Bürste und etwas Spülmittel gut gereinigt werden.

Räuchern mit der Aromalampe

Eine weitere sanfte Methode ist das Räuchern mit einer Aromalampe.

Die **Duftlampe** wird mit Wasser gefüllt und das **Teelicht** angezündet, und sobald das Wasser leicht zu dampfen beginnt, werden die Kräuter oder ein paar kleine Körnchen Harz hineingegeben. Da die Temperatur hier um einiges geringer ist als beim Verbrennen auf Kohle, ist es zu empfehlen, die Kräuter klein zu schneiden bzw. die 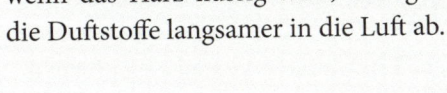 Harze in einem **Mörser** zu zermahlen. Sie können die zerkleinerten Harze auch mit etwas **Sand** vermischen. Beide verbinden sich, wenn das Harz flüssig wird, und geben die Duftstoffe langsamer in die Luft ab.

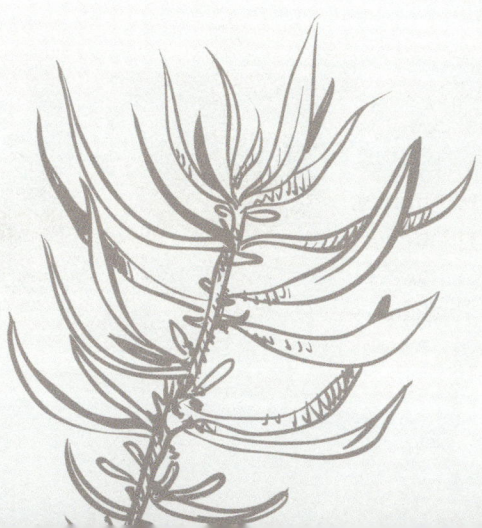

Fragen und Antworten

Frage: Kann ich auch eine Müslischale zum Räuchern verwenden?

Antwort: Jede Schale, die aus feuerfestem Material ist, kann verwendet werden, z. B. aus Ton, Porzellan, hitzefestem Glas (Laborglas) oder Metall. Normales Glas ist nicht geeignet, da es durch die unterschiedliche Hitzeverteilung springen kann. Es empfiehlt sich immer, eine isolierende Sandschicht einzufüllen und die Schale auf eine feuerfeste Unterlage zu stellen.

Frage: Kann ich normale Grill- oder Holzkohle statt spezieller Räucherkohle verwenden?

Antwort: Jein. Es braucht etwas mehr Geduld, bis die Kohle Feuer gefangen hat und durchgeglüht ist, aber dafür entwickelt Grillkohle keinen Eigengeruch, wie es die selbstentzündlichen Komponenten der Räucherkohle tun. Selbstentzündliche Kohletabletten werden nicht so heiß wie normale Holzkohle und glühen etwa 30 bis 45 Minuten, wogegen Grillkohle so heiß sein kann, dass das Rauchgut verbrennt, statt zu glimmen. Ein Sandbett kann Abhilfe schaffen. Ein weiterer Vorteil gegenüber der Holzkohle ist die flache Form der Räucherkohle mit einer vorgefertigten Mulde zur Auflage der Räucherstoffe.

Frage: Kann ich auch Erde statt Sand verwenden?

Antwort: Nein, das ist nicht zu empfehlen. Erde enthält oft noch größere oder kleinere organische Bestandteile, die zu schwelen beginnen können.

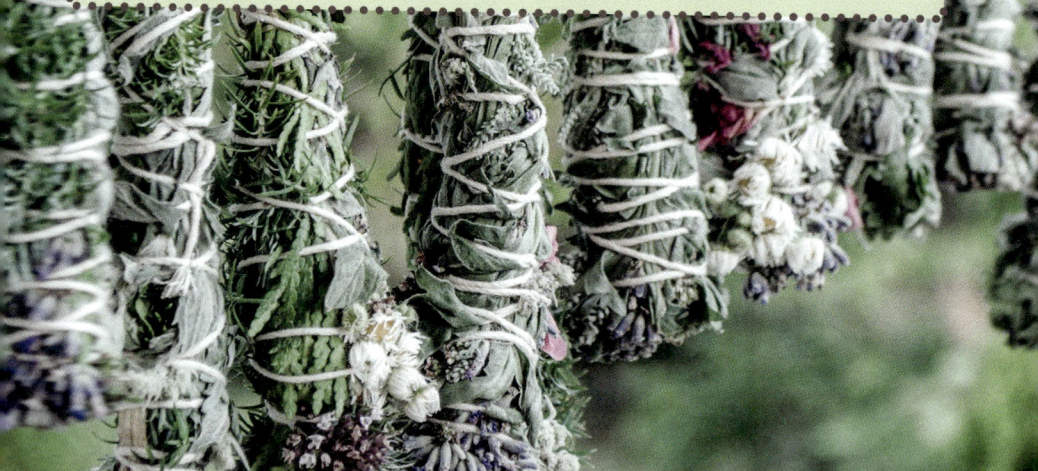

Das Räucherritual

Nehmen Sie sich ausreichend Zeit für sich selbst, für die Räume, in denen Sie räuchern möchten, und für das Ritual. Beim Verbrennen der Harze und Kräuter werden die hochwertigen Inhaltsstoffe herausgelöst, gewandelt und in die Räumlichkeit abgegeben. So gelangen sie dann mit dem Duft in das limbische System unseres Gehirns, das unsere Emotionen steuert. Dort entfalten sich die verschiedenen Wirkstoffe und können unsere Stimmung, unser Gefühl für den Körper und sogar unsere Inspiration und Intuition verändern. Sie werden vom alltäglichen Leben und Ihrer Verstandestätigkeit weggeführt, sodass Sie feinstoffliche Energien erfassen und sich mit höheren Sphären verbinden können.

Nehmen Sie zu Beginn mit der Räucherzange ein Stück Räucherkohle, und halten Sie es über eine Kerzenflamme oder ein brennendes Feuerzeug. Die Kohle hat, ähnlich wie eine Wunderkerze, als Brandbeschleuniger Salpeter in sich, durch den kleine Glutfunken erzeugt werden. Sobald die Kohle leicht knistert und raucht, stellen Sie sie hochkant auf den Sand in das Räuchergefäß. Jetzt dauert es ca. 5 bis 7 Minuten, bis die Kohle genug Glut in sich hat. Die Kohle ist durchgeglüht, wenn sie rundum weiß geworden ist. Jetzt kann sie umgeworfen werden (mit der leichten Mulde nach oben), und die jeweiligen Räucherstoffe können mit einem Löffelchen daraufgestreut werden. Fangen Sie mit einer kleinen Menge an, und legen Sie lieber häufiger nach. Normalerweise nimmt man so viel Rauchgut, wie man mit drei Fingern (Daumen, Zeige- und Mittelfinger) greifen kann. Es ist sinnvoll, die Kohle vorher mit einer dünnen Schicht Sand zu bestreuen, die das Rauchgut von der direkten Glut isoliert. Die Glut und den Rauch können Sie durch Fächeln mit der Räucherfeder verstärken und in bestimmte Richtungen wehen.

Nun können Sie Ihr Räucherritual beginnen. Nach dem Ritual lassen Sie die Kohle ausglühen und entfernen Asche und die verkohlten Überreste des Rauchguts mit der Pinzette, dem Löffel oder durch Sieben durch ein Teesieb. Löschen Sie die Kohle bitte nicht, indem Sie Wasser in die Räucherschale gießen: Keramikschalen können dadurch zerspringen! Wenn Sie es eilig haben, können Sie die Kohle jedoch mithilfe der Zange kurz in Wasser tauchen, um sie zu löschen.

Fragen und Antworten

Frage: Was mache ich in Räumen, die mit einem Rauchmelder ausgerüstet sind?

Antwort: Beim Räuchern mit Sieb und Teelicht oder der Aromalampe entwickelt sich kein oder kaum Rauch. Auch Räucherstäbchen sind normalerweise unproblematisch. Beim Räuchern auf Kohle lässt sich die Rauchentwicklung mindern, indem eine Prise Sand auf die Kohle gestreut wird. Die Sandschicht hält die stärkste Hitze ab und isoliert. Auch durch das Auflegen kleinerer Mengen von Räucherstoffen bildet sich weniger Rauch. Holze und Harze können zerkleinert oder gemörsert werden. Weniger Rauchentwicklung heißt meist, dass der Duft sanfter und weniger beißend ist, weil das Rauchgut nicht verbrennt, sondern langsam schwelt.

Frage: Was kann ich tun, wenn mein Rauchgut zu stark qualmt?

Antwort: Zunächst sollten Sie die Menge der aufgelegten Räucherstoffe reduzieren, die Stücke zerkleinern und eine Schicht Sand auf die Kohle streuen. Manche Kräuter entwickeln generell auf Kohle einen starken und beißenden Rauch und sollten daher besser auf einem Sieb verräuchert werden. Wenn der Rauch schon im Zimmer steht, kann es helfen, etwas Wasser oder Raumspray zu versprühen, das die Partikel bindet.

Frage: Kann Räuchern schädlich sein? Soll man den Rauch einatmen?

Antwort: Natürlich bildet sich beim Räuchern auf Kohle Rauch, der nicht über lange Zeiträume regelmäßig eingeatmet werden sollte. Hier macht die Dosis das Gift. Einem gesunden Menschen schadet gelegentliches oder auch häufigeres Räuchern in der Regel nicht. Sollten Sie bemerken, dass Sie mit Atembeschwerden auf das Räuchern reagieren, verlassen Sie den Raum, lüften Sie gut, und verwenden Sie unter Umständen ein Raumspray oder einen Vernebler, um die Partikel zu binden. Weichen Sie in dem Fall auf ein Räucherstövchen oder eine Aromalampe aus. Wichtig ist auch, Rauchgut von hoher Qualität zu kaufen und darauf zu achten, dass einige, selbst gängige Rauchstoffe giftig sind und nur in kleinen Mengen verräuchert werden dürfen (z. B. Tonka, Thuja). Fertige Räuchermischungen können unter Umständen einiges an Füllstoff enthalten, sodass auch hier auf hohe Qualität geachtet werden sollte. Schwangere, Kinder unter drei Jahren und Asthmatiker sollten nicht auf Kohle räuchern bzw. beräuchert werden.

Frage: Kann ich, statt mit einer Feder zu fächeln, den Rauch auch pusten?

Antwort: Natürlich kann man den Rauch auch mit der Hand oder dem Atem in die gewünschte Richtung lenken. In vielen schamanischen Traditionen heißt es jedoch, dass durch die Feder oder Schwinge die Energie der Luft in das Ritual eingebracht wird, sich also Feuer und Luft vereinen. Durch Pusten wird die eigene, menschliche Energie in das Ritual eingebracht, was nicht als wünschenswert gilt. Es kommt also darauf an, wie Sie Ihr Ritual zelebrieren wollen oder ob Sie vielleicht nur ganz pragmatisch Mücken vertreiben möchten.

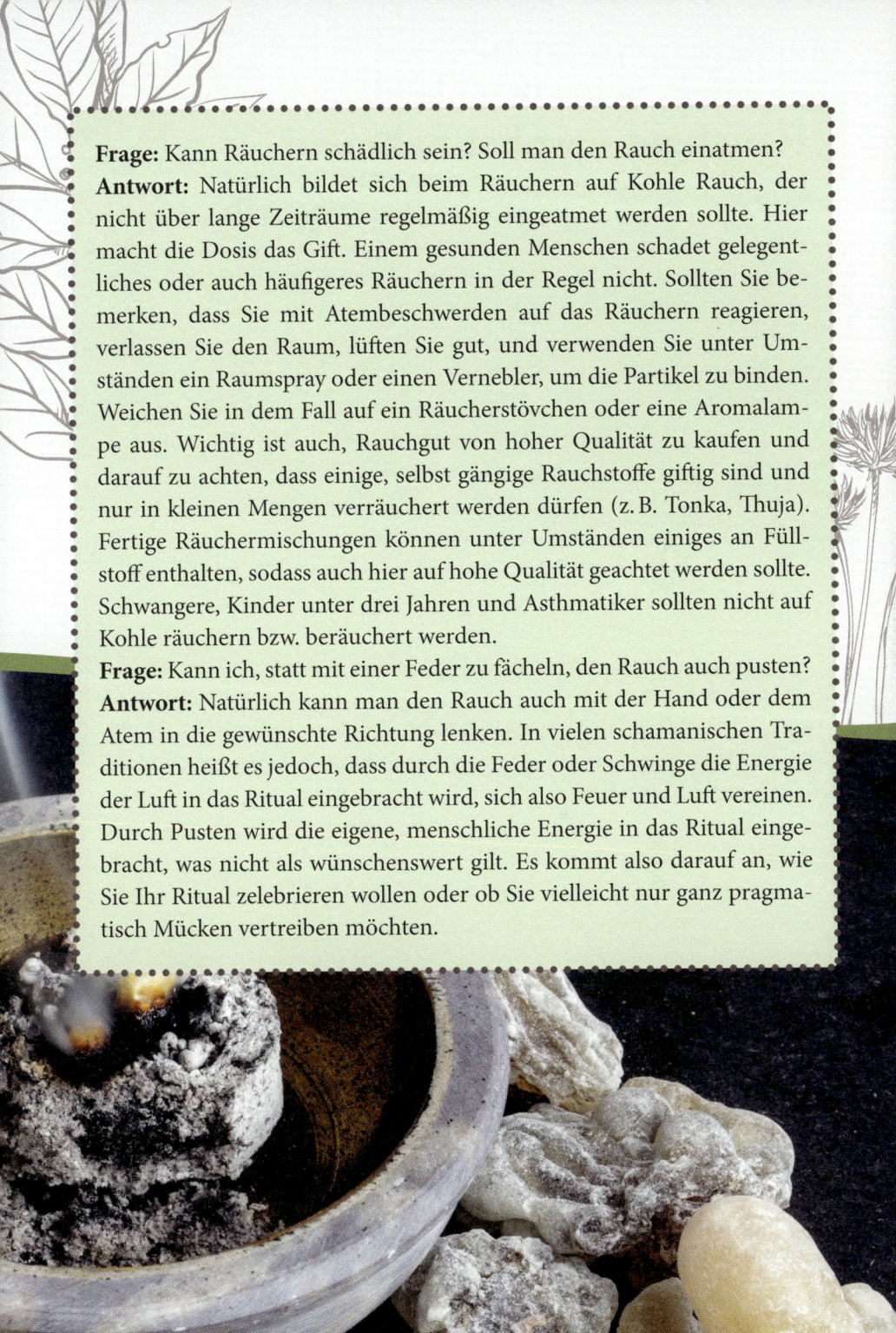

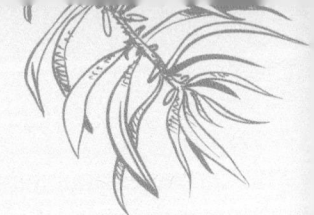

Rauchgut – woher nehmen?

Über viele Jahre dachte man hierzulande beim Begriff »Räuchern« vor allem an das Erzgebirgische Räuchermännchen zu Weihnachten oder die Räucherstäbchen im Chinarestaurant. Inzwischen ist das Räuchern wieder so beliebt, dass gängige Räucherstoffe und fertige Mischungen in Läden mit spiritueller Ausrichtung und der Ratgeberabteilung der Buchhandlungen gefunden werden können. Diese bieten meist genug Auswahl für den Einstieg. Für Erfahrene und diejenigen, die anspruchsvoller räuchern möchten, gibt es Onlineshops, die sich auf den Verkauf hochwertigster Räucherstoffe in großer Auswahl spezialisiert haben. Hier ist normalerweise auch die genaue Stammpflanze genannt. In jedem Fall ist es beim Kauf ratsam, auf gute Qualität und ethische Quellen zu achten. Je billiger, desto größer die Wahrscheinlichkeit, dass mit Füllstoff gestreckt wurde oder Schadstoffe enthalten sind.

Viele Räucherstoffe müssen jedoch gar nicht gekauft, sondern können einfach im Garten oder beim Spazierengehen gesammelt werden. Sind Sie noch nicht mit Wildkräutern vertraut, so beherzigen Sie folgende Regel: Zur sicheren Bestimmung der Pflanze sollten Sie drei verschiedene Quellen zurate ziehen. Geschützte Pflanzen dürfen nicht gesammelt werden, und ebenso ist das Sammeln in Naturschutzgebieten untersagt. Besteht Verwechslungsgefahr mit einer giftigen (oder geschützten) Pflanze (z. B. Engelwurz mit Schierling), so lassen Sie die Pflanze lieber stehen. Kräuter, die entlang einer befahrenen Straße, Eisenbahntrasse, konventionellen Äckern oder Hundeklos wachsen, sind zumeist mit Schadstoffen oder Keimen belastet.
Im Lexikonteil dieses Buches (S. 111) sind heimische Wild- und Gartenpflanzen aufgeführt, die Sie häufig finden und problemlos sammeln können. Ernten Sie jedoch auch davon nur so viel Sie brauchen, damit die Pflanze wieder austreiben oder sich aussäen kann. Eine gute Regel ist, maximal ein Drittel der vorhandenen Pflanzen an einem Standort zu entnehmen.

Die Kräuter sollten Sie nach dem Sammeln vorsichtig, aber schnellstmöglich trocknen. Lagern Sie sie daher warm, trocken, luftig und dunkel – ganze Blätter und Blüten auf einem Trockenrahmen oder in kleineren Mengen in einer einfachen Papiertüte; Kräuterstängel und Triebe locker gebündelt kopfüber aufgehängt. Einige Blüten (wie Königskerze oder Rosenblüten) wie auch Wurzeln und Früchte sollten bei 40 bis 50 °C im Backofen getrocknet werden, damit sie weder schimmeln noch zu viele ihrer Inhaltsstoffe verlieren. Noch feuchtes Rauchgut sollte nicht verbrannt werden. Bewahren Sie die Räucherstoffe nach dem Trocknen trocken und dunkel auf, am besten in einem gut verschließbaren Glas oder einer Metalldose.

Man sagt, dass getrocknete Kräuter zum Räuchern ungefähr ein Jahr haltbar sind. Sie können jedoch ganz einfach feststellen, ob die Kräuter noch genug wirksame Inhaltsstoffe haben: Zerdrücken oder zerreiben Sie dafür eine kleine Probe Ihrer Kräuter, und machen Sie einen Geruchstest. Solange sie noch einen Duft verströmen, so lange enthalten sie noch genügend Inhaltsstoffe, um beim Räuchern eine Wirkung zu entfalten.

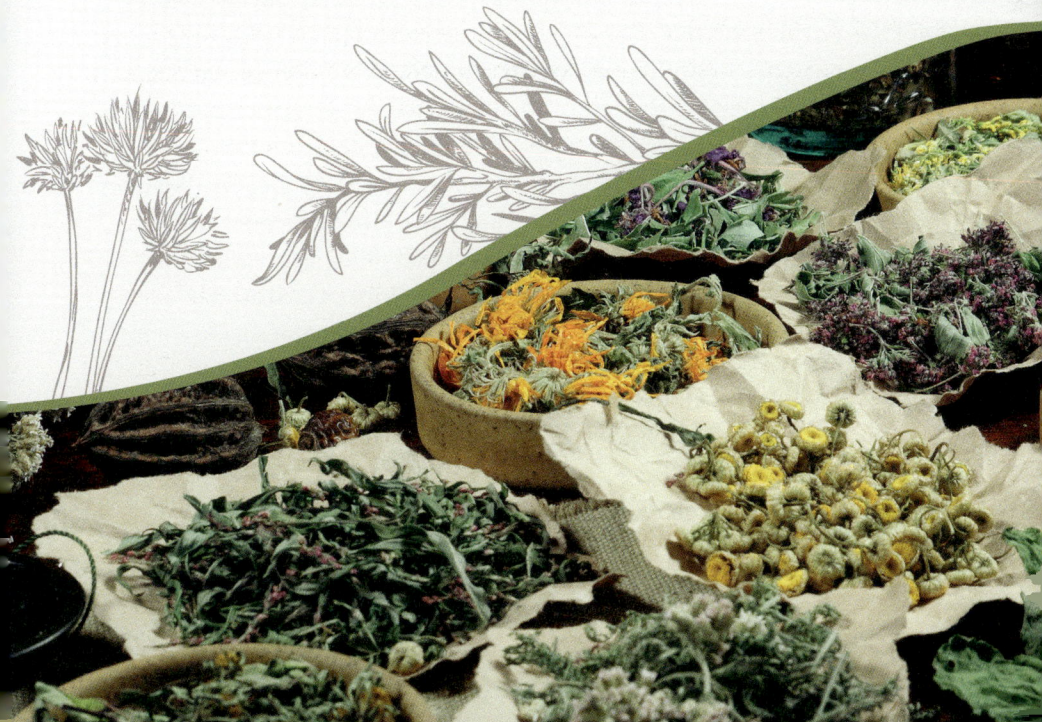

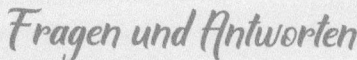

Fragen und Antworten

Frage: Kann ich auch Küchenkräuter verräuchern, oder muss ich spezielle Räucherkräuter kaufen?

Antwort: Getrocknete Küchenkräuter aus dem Supermarkt (möglichst in Bio-Qualität) können problemlos verräuchert werden, ebenso wie Kräuter, die selbst gesammelt oder im Garten angebaut wurden.

Frage: Kann ich Harze selbst sammeln?

Antwort: Ja, es ist möglich, an Fichten, Kiefern, Tannen und Lärchen Harz abzusammeln. Dabei sollten Sie darauf achten, dass Harzfluss immer bedeutet, dass der Baum an dieser Stelle eine Verletzung hat oder sich gegen Schädlinge wehrt. Deshalb sollten Sie nur getrocknete Perlen, die sich leicht mit der Hand lösen lassen, absammeln. Beim Abkratzen des Harzes mit einem Werkzeug kann dem Baum zusätzlicher Schaden zugefügt werden.

Frage: Ist es vertretbar, Rauchgut von inzwischen seltenen oder geschützten Pflanzen zu kaufen?

Antwort: Zunächst einmal sollten Sie immer darauf achten, dass die Rohstoffe ethisch geerntet oder nachhaltig angebaut wurden – das kann man in den meisten Fällen leicht am Preis ablesen. Ansonsten sollten problematische Räucherstoffe wie weißes Sandelholz, Olibanum-Weihrauch und einige andere orientalische Harze sparsam verwendet werden. Die meisten exotischen Räucherstoffe lassen sich ohnehin gut durch heimische Pflanzen ersetzen. So kann man Beifuß oder Gartensalbei statt Sage, Fichtenharz statt Weihrauch oder Mariengras statt amerikanischem Sweetgrass verwenden.

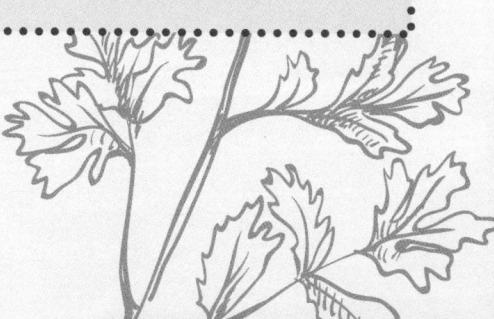

Herstellung von Mischungen

Bei der Herstellung eigener Räuchermischungen sind erst einmal der Fantasie keine Grenzen gesetzt. Sie können eine Mischung nach Ihrem Lieblingsduft zusammenstellen oder aus dem, was Sie gerade frisch geerntet haben. Im Idealfall ergänzen sich aber nicht nur die Düfte, sondern auch die Wirkungsspektren. Im Anwendungsteil (S. 25) finden Sie Räucherstoffe nach Ihrem Einsatzgebiet aufgelistet.

Kräuter für Mischungen können geschnitten, in den Händen gerebelt oder im Mörser pulverisiert werden. Für das Räuchern auf dem Sieb ist es sinnvoll, die Stücke etwas größer zu lassen. Wählen Sie maximal 9 Komponenten für Ihre Mischung, und stellen Sie zu Anfang eher kleine Mengen her.

Tipps:

- Schreiben Sie bei der Herstellung der Räuchermischung mit, damit Sie später nachvollziehen können, wie genau Sie sie hergestellt haben.
- Mischungen, die nur aus getrockneten Kräutern bestehen, verbrennen eher, als zu glimmen, wobei sie reichlich Rauch entwickeln und brenzlig riechen. Diese Mischungen sollten besser im Freien verräuchert oder mit Harz gemischt werden.
- Als Richtlinie sollte man **1 Teil Harz auf 3 bis 4 Teile Kräuter, Holz oder Wurzel** rechnen. Marlis Bader (»Räuchern mit heimischen Kräutern«) und Adolfine Nitschke (»Heilsames Räuchern mit Wildpflanzen«) empfehlen jeweils **1 Wurzel, 1 Holz, 1 bis 2 Harze und 4 bis 5 Kräuter.**
- Je feiner die Zutaten, desto besser verbinden sich die Düfte, und umso harmonischer wird die Gesamtwirkung. Sehr klebrige Harze lassen sich besser reiben, wenn sie vorher kurz eingefroren werden. Harzreste lassen sich mit Alkohol von Gerätschaften und Fingern entfernen.
- Mastix (S. 153) verstärkt den Duft der einzelnen Komponenten und verbindet die Zutaten zu einem harmonischen Ganzen. Es ist daher eine Universalzutat aller Mischungen.

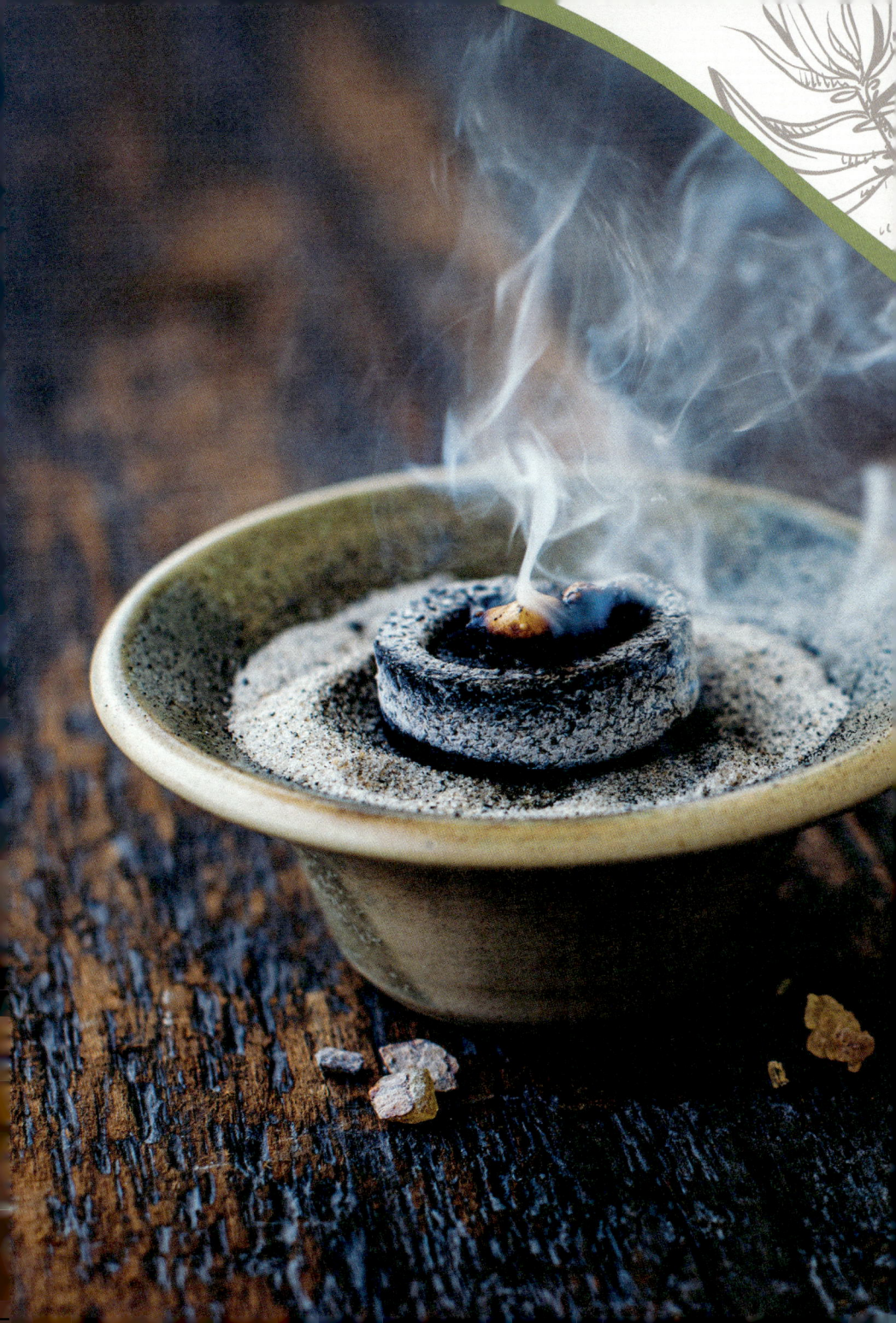

ANWENDUNGEN
des Räucherns

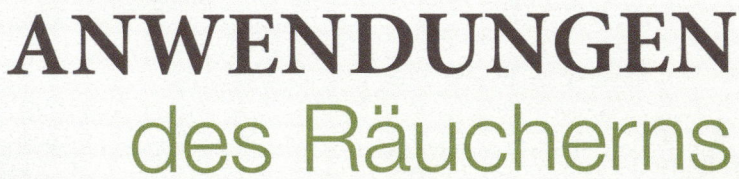

In diesem Teil stelle ich Ihnen Anwendungsmöglichkeiten für Räucherstoffe vor. Manche davon sind traditionell, andere modern, viele laden Sie ein, selbst zu experimentieren.

Für jede Anwendung finden Sie geeignete Räucherstoffe aufgelistet, sodass Sie leicht selbst Mischungen aus heimischen oder exotischen Stoffen kreieren können. Denken Sie an die Faustregel: 1 Teil Harz auf 3 bis 4 Teile Kräuter, Holz oder Wurzel. Daneben gibt es Vorschläge für bewährte Mischungen. Diese sind nach Menge sortiert.

Abendräucherung

⇨ Träume ⇨ Stress und Anspannung

Wir kennen es alle, wenn wir bis kurz vor dem Zubettgehen liegen gebliebene Alltagsaufgaben erledigen, fernsehen, Zeitung lesen oder uns auf Social Media über unsere Mitmenschen aufregen. Sobald wir dann endlich im Bett sind, liegen wir eine ganze Weile wach, während unser Geist weiter rotiert und Probleme wälzt … und dies oft noch in wirren Träumen fortsetzt.

Eine Abendräucherung kann auf verschiedene Weisen Abhilfe schaffen. Das Ritual des Räucherns selbst – die Vorbereitung des Platzes, das Zurechtlegen der Utensilien, das Auswählen oder Mischen der Räucherstoffe, das Warten, bis die Kohle glüht – all dies schafft schon die nötige Zäsur, setzt einen Schlusspunkt unter das Alltagsgeschehen. Unser Geist kann zur Ruhe kommen und sich auf den Abend einstimmen. Steigt dann der Duft des Rauchwerks auf, kann er uns, je nach ausgewählten Pflanzen, behutsam in die richtige Richtung lenken.

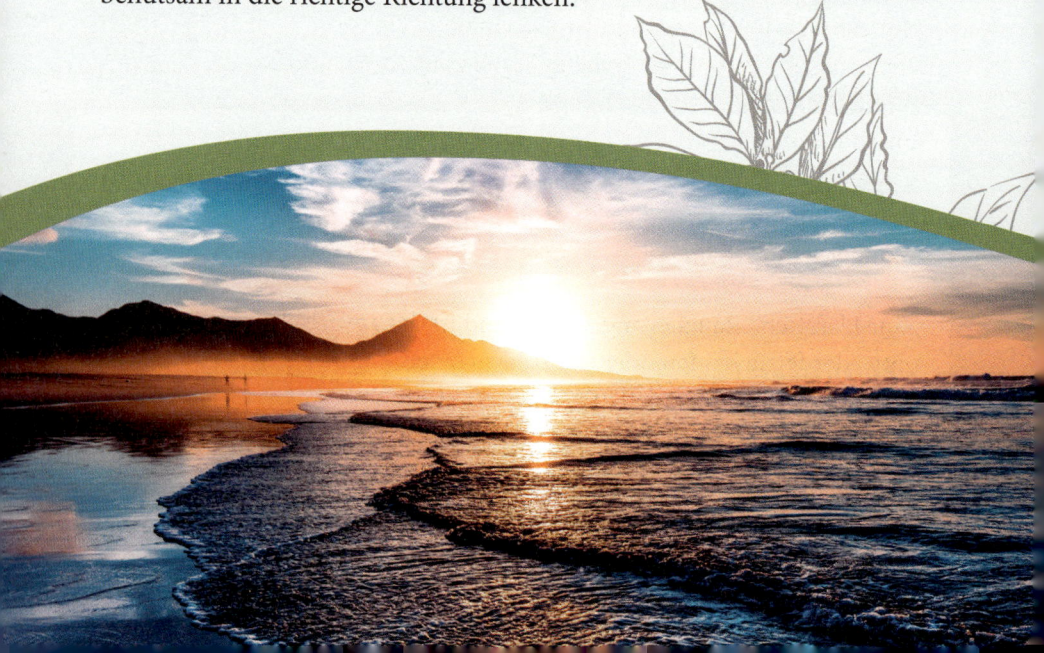

Für eine Abendräucherung eignen sich Räucherstoffe, die

- die Atmosphäre und die Aura klären und von den anhaftenden Energien des Tages befreien (dazu gehören auch die Abdrücke unserer eigenen Gefühle),
- den Geist beruhigen,
- die Muskeln entspannen und den Körper auf den Schlaf vorbereiten,
- gute Träume bringen und helfen, sich an diese zu erinnern (wenn wir das wünschen),
- helfen, ganz bei sich anzukommen.

heimisch: Alant, Eisenkraut, Hopfen, Lavendel
exotisch: Adlerholz, Asant, Benzoe, Copal gold, Galbanum, Myrrhe, Narde, Sandelholz, Styrax, Zeder, Zimt

Räuchermischungen

Seelische und körperliche Ruhe
Sandelholz, Zimt, Galbanum, Adlerholz, Eisenkraut, Hopfen, Narde, Asant, Lavendel

Beruhigung bei Nervosität, Stressabbau
Zimt, Zeder, Benzoe, Sandelholz, Copal gold, Styrax, Galbanum, Myrrhe, Alant, Weihrauch

Entspannung
Copal, Lavendel, Rosenblüte, Sandelholz weiß, Styrax, Benzoe

Regeneration
Lavendel, Sandelholz, Zeder (Holz), Weihrauch

Eine klassische Räucherung zum Abend ist das ägyptische Kyphi, das Sie entweder fertig kaufen oder selbst nach einem der verschiedenen rekonstruierten Rezepte herstellen können.

Abschied

⇨ Trauer/Sterbebegleitung ⇨ Loslassen ⇨ Akzeptanz
⇨ Neubeginn und Übergang

Es gibt kleine Abschiede wie das morgendliche Verabschieden, wenn ein Familienmitglied zur Arbeit oder in die Schule geht. Es gibt große Abschiede, z. B., wenn eine Ehe zerbricht. Wir verabschieden uns auch von Häusern oder Orten bei einem Umzug, von Arbeitsstellen und Kollegen, von Freunden, weil man sich auseinandergelebt hat. Manchmal verabschieden wir lieb gewonnene (aber vielleicht nicht gesunde) Gewohnheiten und Lebensphasen. Den größten Abschied erleben wir, wenn wir einen geliebten Menschen verlieren (darauf wird unter der Überschrift »Trauer/Sterbebegleitung« näher eingegangen (S. 106)). Alle diese Abschiede haben gemeinsam, dass etwas Gewohntes zurückgelassen wird und etwas Neues, anderes vor der Tür steht.

Eine Abschiedsräucherung kann uns helfen, diese Tür mit Mut und Zuversicht zu öffnen und über die Schwelle zu treten. Sie unterstützt uns dabei, loszulassen. Pharmakologisch und physiologisch lindert sie den inneren Stress und die Anspannung, die entstehen, wenn wir uns gegen eine Veränderung wehren. Solche Räucherungen erfüllen uns mit Zuversicht, vitalisieren uns und stimmen uns optimistisch.

Für eine Abschiedsräucherung eignen sich Räucherstoffe, die
- Energie, Mut und Zuversicht verleihen,
- Stress lindern und inneren Frieden bringen,
- helfen, die eigenen Gefühle zu akzeptieren,
- beruhigen und entspannen.

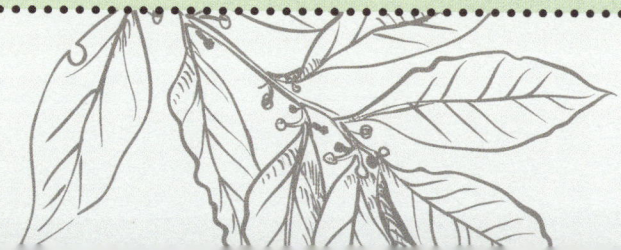

Räuchermischungen

Innerer Frieden
Benzoe sumatra, Styrax, Tonka, Orange, Lavendel, Rose, Zimt
Innere Freiheit und neue Energie
Rose, Eisenkraut, Beifuß, Myrrhe, Süßholz, Sandelholz, Weihrauch
Kontakt mit den Ahnen
Beifuß, Wacholder, Angelika, Holunder, Fichte (Harz), Weihrauch

Rituale

Der Gedenkaltar
Müssen Sie den Abschied von einer geliebten Person oder einem Haustier verarbeiten, dann kann es hilfreich sein, einen kleinen, vielleicht temporären Altar einzurichten. Ein Foto und ein Gegenstand, den Sie mit dem Verstorbenen verbinden, sind ausreichend. Entzünden Sie eine Kerze zu dessen Ehren, und räuchern Sie entweder eine tröstende, wärmende Räuchermischung, oder wählen Sie den Lieblingsduft des Verstorbenen. Nehmen Sie Ihre Trauer bewusst wahr, aber auch alle Erinnerungen, in denen der Mensch (oder das Tier) in Ihnen lebendig bleibt. Danken Sie ihm für sein Dasein und die Gaben, die Sie von ihm erhalten haben. Vielleicht werden Sie den Zeitpunkt spüren, an dem es für Sie richtig ist, den Verstorbenen ziehen zu lassen.

Brauchen Sie etwas mehr Unterstützung, den Verlust zu verarbeiten, oder geht es darum, einen Abschiedsprozess in Ihrem Leben aktiv zu gestalten, dann probieren Sie das folgende Ritual.

Aktives Abschiednehmen

Nehmen Sie sich ein wenig Zeit, sich zu sammeln, zu zentrieren und bei sich selbst anzukommen. Bereiten Sie Ihre Räucherutensilien vor, und entzünden Sie vielleicht eine Kerze. Schreiben Sie nun das, was Sie loslassen möchten, das, wovon Sie Abschied nehmen möchten oder müssen, auf ein kleines Stück Papier. Alternativ können Sie sich überlegen, welche Ihrer Gedanken und Gefühle – die Angst vor Veränderung, Einsamkeit oder allgemein der Zukunft – Sie hinter sich lassen möchten, und diese auf dem Zettel festhalten. Spüren Sie in sich hinein, wo diese Gefühle in Ihnen verankert sind. Vielleicht sind sie als dunkle Stellen oder dichte Bereiche wahrnehmbar oder als inneres Bild eines Steins oder eines Dorns.

Wenn Sie so weit sind, entzünden Sie die Kohle. Sobald sie glimmt, legen Sie die erste Portion Räucherstoff auf. Atmen Sie den Duft ein, und visualisieren Sie, wie er Ihr Sein durchdringt und langsam die dichten, dunklen Stellen auflöst. Stellen Sie sich vor, wie die gelösten Energien vom Rauch in den Himmel getragen werden. Jetzt können Sie Ihre Zettel zusammen mit einer weiteren Portion Räucherstoff auflegen. Stellen Sie sich vor, wie Ihre Gedanken und emotionalen Schmerzen sich verflüchtigen. Es kann hilfreich sein, dies laut auszusprechen: »Ich lassen mein Gefühl von … mit dem Rauch in den Himmel steigen.« Die Trauer, die Angst, die Ungewissheit, sie alle steigen auf und lassen einen frischen, leeren Raum zurück, der nun mit etwas Neuem gefüllt werden kann. Sie können zum Abschluss eine segnende Räuchermischung auflegen oder einfach den Räucherstoff, den Sie am liebsten riechen.

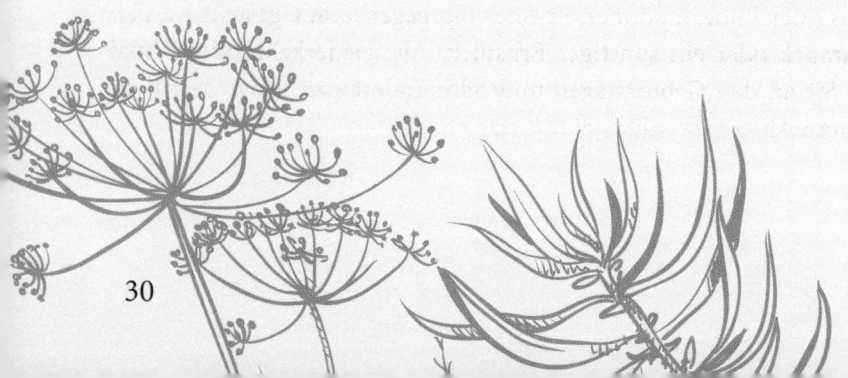

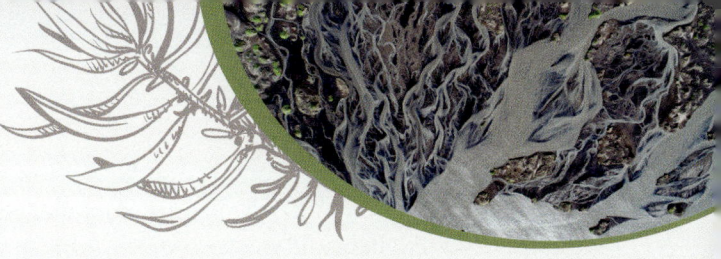

Ahnen

⇨ Abschied ⇨ Trauer/Sterbebegleitung ⇨ Jahreskreisfeste

In unserer Kultur sind der Tod und das Sterben hinter die verschlossene Krankenhaustür verbannt. Auch der Leichnam wird nicht mehr von Angehörigen gewaschen und versorgt. In anderen Ländern ist der Tod und sind damit auch die Ahnen noch ganz selbstverständlicher Teil des Lebens. Regelmäßig werden nicht nur die Gräber besucht, sondern durchaus auch die Gebeine wieder ans Tageslicht gebracht, oder die Urne wird daheim aufbewahrt, vielleicht auf einem speziellen Ahnenaltar. So werden die Vorfahren nicht nur geehrt als die, die vor uns kamen und uns das Leben ermöglicht haben, sondern sie nehmen am Alltag teil. Bei uns stehen zwar die Sonntage im November als Gedenktage im Kalender (Allerheiligen, Allerseelen, Volkstrauertag, Totensonntag), aber lediglich Halloween (der Abend vor Allerheiligen) wird heute regelmäßig gefeiert – als weiteres Kostüm- und Konsumfest, dessen eigentlicher Hintergrund vergessen ist. Nur, wer sich den alten nordischen Traditionen verpflichtet fühlt und das Jahreskreisfest Samhain begeht, würdigt in der Nacht vom 31. Oktober auf den 1. November die Ahnen und Toten.

Es gibt zwei Formen, mit den Ahnen in Kontakt zu treten: Zum einen können wir sie uns in Erinnerung rufen und ihre Rolle in unserem Leben würdigen, ob wir sie nun kannten oder nicht. Hierzu ist es schön, einen kleinen Ahnenaltar zu errichten, der natürlich auch temporär sein kann. Zu Fotos oder Bildern können Erinnerungsgegenstände gestellt werden wie Schmuck oder ein sonstiges Erbstück. Als wiederkehrendes Ritual können Sie an den Geburtstagen und/oder Todestagen ihrer Vorfahren oder einem Ahnengedenktag eine Kerze entzünden.

Die zweite Form des Ahnenkontakts ist die Nekromantie, die Befragung der Ahnen oder Toten in der Annahme, dass die, die über die Schwelle gegangen sind, uns beratend zur Seite stehen können. Hierzu wurden traditionell Räucherungen verwendet. Es empfehlen sich Schwellenkräuter und solche, die das Empfangen von Visionen fördern. Etwas Erfahrung im Umgang mit der Geistigen Welt sowie psychische Stabilität sind Voraussetzung für ein gutes Gelingen dieser Art der Ahnenbefragung.

Um mit den Ahnen Kontakt aufzunehmen, eignen sich
- Samhain-Räuchermischungen,
- Pflanzen, die im Land unserer Ahnen heimisch sind und dort traditionell genutzt wurden.

heimisch: Angelika, Beifuß, Erdrauch, Fichte, Holunder, Johanniskraut, Kiefer, Lärche, Mistel, Rosmarin, Tanne, Wacholder
exotisch: Copal schwarz

Räuchermischung
Kontakt mit den Ahnen
Beifuß, Wacholder, Angelika, Holunder, Fichte (Harz), Weihrauch

Übrigens: Besonders kraftvolle Ahnenpflanzen sind, neben der Mistel, Holunder und Angelika. Diese beiden Pflanzen haben hohle Stängel, und man sagt, dass man durch sie in die Unterwelt reisen kann, um Kontakt mit den Ahnen aufzunehmen. Holunder ist eine Schwellenpflanze, die Pflanze der Unterweltgöttin Hel und somit ein exzellenter Reiseführer, während Angelika, die Pflanze des Erzengels Michael, eine schützende, Licht bringende Reisegefährtin ist.

Akzeptanz

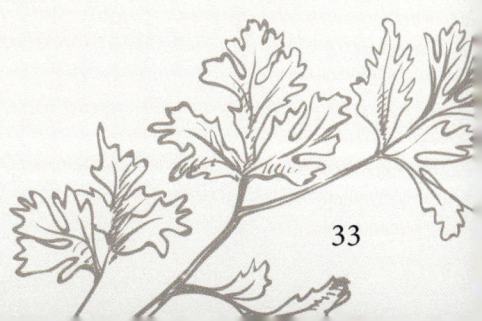

Etwas zu akzeptieren, bedeutet, damit ins Reine zu kommen, es so hin- und anzunehmen, wie es ist. Wir können die Meinung eines anderen Menschen tolerieren, ohne sie zu teilen oder auch nur gutzuheißen. Wenn wir in der Lage sind, Dinge zu akzeptieren, ohne sie persönlich zu nehmen oder auf uns selbst zu beziehen, dann agieren wir aus einer Haltung der Toleranz und Gelassenheit. Aber nicht nur Dinge, Menschen oder Meinungen im Außen können akzeptiert werden – fast noch wichtiger ist es, uns selbst mit all unseren Macken und Makeln, unserem Aussehen, unseren Gefühlen und den Fehlern, die wir machen, anzunehmen. Es geht darum, dass wir uns so sein lassen, wie wir sind, und uns selbst mit Freundlichkeit und Nachsicht begegnen.

Das Gegenteil von Selbstakzeptanz ist Selbstkritik bis hin zu Selbsthass (die Kunst der konstruktiven Selbstkritik beherrschen wenige). Mit unseren eigenen Gefühlen im Reinen zu sein, bedeutet, dass wir uns erlauben, zu fühlen, was immer wir fühlen, ohne ein unangenehmes Gefühl wegzudrücken. Oftmals scheint es in spirituellen Gruppen nicht erwünscht oder sogar als Makel wahrgenommen zu werden, Wut, Ablehnung oder Schmerz zu fühlen. Es wird erwartet, dass alles ständig »Licht und Liebe« ist, während »negative« Gefühle als Zeichen gelten, dass derjenige auf seinem Erleuchtungsweg noch nicht weit genug gekommen ist. Tatsächlich aber haben diejenigen die wahre Meisterschaft erreicht, die all ihre Gefühle wahrnehmen und sein lassen – sie akzeptieren, wie sie gerade sind. Ob und wie damit gehandelt wird, ist eine andere Sache.

Räucherstoffe, die uns helfen, zu akzeptieren, was ist, sind Pflanzen, die

- freudig und freundlich stimmen,
- die Harmonie fördern,
- innerlich entspannen,
- den Geist so weit klären, dass man objektive Beurteilung von schonungsloser Kritik unterscheiden kann,
- das Herz öffnen und die Liebesfähigkeit erhöhen.

heimisch: Alant, Esche, Eisenkraut, Fichte, Gänseblümchen, Hopfen, Iris, Kamille, Labkraut, Lavendel, Meisterwurz, Quitte, Rose, Rosmarin, Süßgras
exotisch: Adlerholz, Anis, Copaiva, Copal gold, Dammar, Elemi, Galbanum, Guggul, Gummi arabicum, Myrrhe, Myrte, Sandelholz weiß, Styrax, Tonka

Galbanum hilft, seelische Blockaden und festsitzende Glaubenssätze zu lösen, ebenso wie Iris.

Räuchermischungen

Harmonie
Lavendel, Rose, Süßgras, Benzoe, Styrax, Weißer Salbei
Selbstliebe
Benzoe, Labdanum, Dammar, Myrrhe, Rose, Alant

Bei diesem Thema ist es hilfreich, wenn eine Meditation die Räucherung begleitet. Insbesondere die buddhistische Metta-Meditation kann Sie in einen Zustand der freundlichen Akzeptanz versetzen.

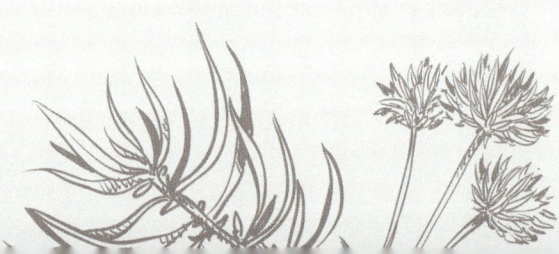

Angst und Nervosität

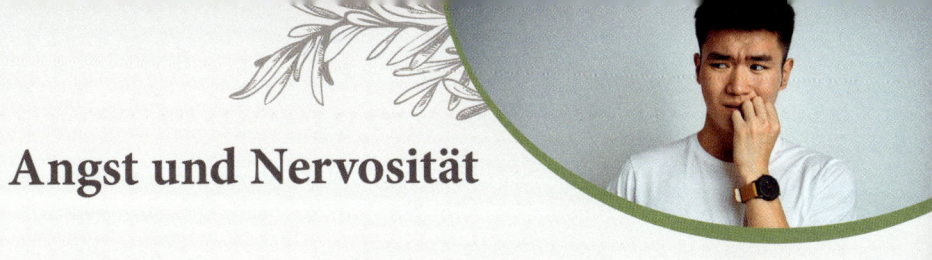

⇨ Stress und Anspannung ⇨ Loslassen ⇨ Erdung

Angst hat eine wichtige Funktion. Mit ihren begleitenden Ausschüttungen von Stresshormonen leitet sie die Kampf-oder-Flucht-Reaktion ein, die dazu dient, uns so schnell wie möglich aus einer gefährlichen Situation herauszuholen. Leider hinkt die Evolution unserem veränderten Lebensstil hinterher: Von Raubtieren werden wir heute eher selten angegriffen, und auch sonstige echte Schreckmomente wie der Beinahe-Autounfall sind eher selten. Am häufigsten wird Angst heute von Sorgen um die Zukunft ausgelöst oder ist eine physiologische Reaktion auf den konstant hohen Stresspegel, den wir erleben. Erwartungshaltung und Leistungsdruck führen zu innerer Angespanntheit, die sich bei einigen Menschen in Aggressivität, bei anderen in Angstgefühlen niederschlägt, die von Nervosität über echte Angststörungen bis hin zu Panikattacken reichen können. Gefangen zwischen Traumata der Vergangenheit und Befürchtungen, die sich auf die Zukunft richten, nehmen wir die Gegenwart, in der wir tatsächlich körperlich leben, kaum mehr wahr.

Unterstützend bei Ängsten wirken Räucherstoffe, die
- beruhigen,
- den Körper und die Muskeln entspannen,
- die Nerven stärken,
- unseren Geist im Hier und Jetzt zentrieren und so für Klarheit sorgen,
- uns erden und aus dem Geist in den Körper bringen.

> **heimisch:** Alant, Eisenkraut, Fichte, Hopfen, Kamille, Kiefer, Labkraut, Lavendel, Lärche, Melisse, Minze, Rose, Schafgarbe, Süßgras
>
> **exotisch:** Adlerholz, Benzoe, Cedar, Copaiva, Copal gold, Galbanum, Kardamom, Kalmus, Myrrhe, Myrte, Narde, Opoponax, Patchouli, Sandelholz, Styrax, Tonka, Vetiver, Zeder, Zimt

Räuchermischungen

Ausgleich und Entspannung

Copal, Lavendel, Rosenblüte, Sandelholz weiß, Styrax, Benzoe

Entspannung mit heimischen Räucherstoffen

Eisenkraut, Schafgarbe, Johanniskraut, heimisches Baumharz (z. B. Lärche oder Fichte)

Innerer Frieden

Benzoe sumatra, Styrax, Tonka, Orangenschalen, Lavendel, Rose, Zimt

Innere Ruhe finden

Patchouli, Lavendel, Iris, Tonka, Palo Santo, Weihrauch

Ritual

Die wichtigste Sofortmaßnahme bei Ängsten oder auch einer drohenden Panikattacke ist: Raus aus dem Kopf, rein in die Sinne! Sich die Zeit für eine Räucherung zu nehmen, vom Denken ins Tun zu kommen, kann allein schon hilfreich sein. Jeden Schritt des Rituals bewusst durchzuführen, bringt Sie in die Gegenwart zurück und unterbricht das Gedankenkarussell, das Sie in Vergangenheit und Zukunft festhält.

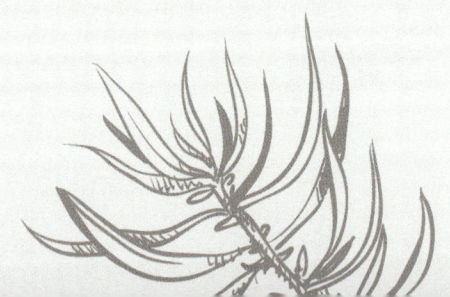

Aktivierung der Sinne

Beginnen Sie Ihr Räucherritual, indem Sie sich bewusst Zeit und Raum nehmen. Atmen Sie ein paarmal kräftig ein und aus, und bereiten Sie dann Ihren Räucherplatz vor. Nehmen Sie jedes Utensil, das Sie in die Hand nehmen, bewusst wahr, bevor Sie es platzieren. Suchen Sie Ihre Räucherstoffe intuitiv oder nach Geruch aus, oder wählen Sie eine fertige Mischung, die entspannt, beruhigt oder erdet. Entzünden Sie die Kohle, und warten Sie ab, bis sie glimmt. Es kann hilfreich sein, jede Ihrer Handlungen mitzusprechen: »Ich entzünde jetzt meine Kohle«, »Ich lege jetzt die erste Portion Rauchgut auf.« Wenn die Räucherstoffe zu glimmen beginnen, schließen Sie die Augen und konzentrieren Sie sich auf den Geruch. Können Sie verschiedene Komponenten herausriechen? Ist der Duft eher süß ... oder harzig ... schwer ... oder leicht? Verändert er sich oder bleibt er gleich? Können Sie spüren, wo in Ihrem Körper die Inhaltsstoffe wirken? Sie können ganz bei Ihrem Geruchssinn bleiben, oder Sie richten Ihre Wahrnehmung nun auf Ihre anderen Sinne: Sehen Sie den Rauch, wie er aufsteigt, sich kräuselt, ob er weiß und dicht oder transparent ist. Hören Sie, welche Geräusche beim Räuchern entstehen – das leise Ploppen der Lavendelblüten, das Zischeln, wenn das Harz schmilzt. Fühlen Sie die Schwere der Räucherschale in Ihrer Hand, den dünnen Stiel des Löffels, die Leichtigkeit und den Luftwiderstand der Feder beim Fächern. Ihre Sinne werden Sie direkt vom Kopf in den Körper und von Vergangenheit und Zukunft ins Hier und Jetzt bringen, während die Wirkstoffe des Rauchguts Sie in die Entspannung bringen.

Beenden Sie das Ritual, wenn Sie sich ruhig und gestärkt fühlen, indem Sie sich laut oder leise bei den Pflanzen bedanken, die sich Ihnen zur Verfügung gestellt haben. Lassen Sie die Kohle verglimmen, und trinken Sie eine warme Tasse Tee, um die Räucherung ausklingen zu lassen.

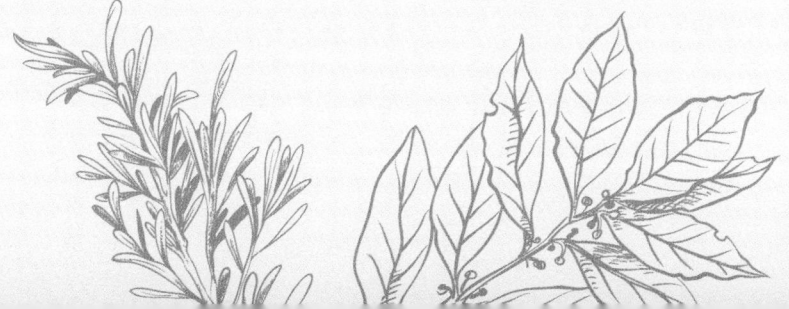

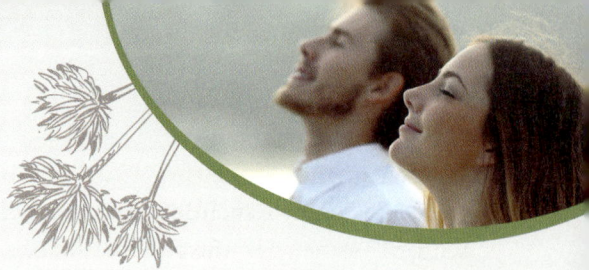

Atemwegs-erkrankungen

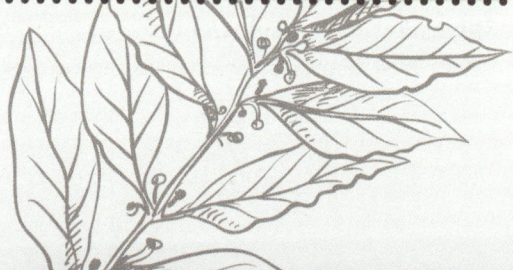

Die Verräucherung von Kräutermischungen bei Atemwegserkrankungen hat eine lange Tradition, überall auf der Welt. Was erst einmal kontraproduktiv klingt – wie soll man besser atmen können, wenn die Luft rauchig ist? –, hat medizinischen Nutzen. Viele der traditionell angewendeten Kräuter wirken desinfizierend und keimtötend, sodass nicht nur Familienmitglieder und Mitbewohner vor Ansteckung geschützt werden, auch für den Kranken selbst sinkt die Keimbelastung. Eingeatmet wirken die Heilkräuter weiter in Nase, Hals und Lunge. Schleim wird gelöst und kann abgehustet werden, die Durchblutung der Lunge wird gefördert, verengte Bronchien werden geweitet. Bis vor nicht allzu langer Zeit waren in Apotheken noch Asthmazigaretten erhältlich, die Huflattich, aber auch den allseits bekannten Hanf oder den giftigen, aber hochwirksamen Stechapfel enthielten.

Es helfen Räucherstoffe, die
- die Lunge stärken,
- den Schleim lösen und das Abhusten erleichtern,
- Schleimstoffe enthalten und so den Hustenreiz lindern,
- generell antiseptisch wirken.

heimisch: Alant, Angelika, Fichte, Holunder, Kiefer, Königskerze, Lärche, Rosmarin, Salbei, Tanne, Thymian, Wacholder, Ysop
exotisch: Adlerholz, Benzoe, Cedar, Copaiva, Eukalyptus, Galgant, Lorbeer, Myrrhe, Myrte, Styrax, Zypresse

Räuchermischungen

Lösung von festsitzendem Schleim, chronische Beschwerden oder länger bestehende Infektionen

Ysop, Thymian, Engelwurz, Alant, Lärche

Trockener Husten, Reizhusten, Verbesserung der Sauerstoffaufnahme

Königskerze, Kiefer

Husten mit reichlich Auswurf, laufende Nase

Holunder, Salbei

Unproduktiver Husten mit verschleimter Lunge

Ysop, Thymian, Birke

Asthma, Keuchhusten

Huflattich, Holunder, Thymian, Salbei, Johanniskraut, Alant, Beifuß, Adlerholz

Divination/Zukunftsschau

⇨ Träume ⇨ Stress und Anspannung ⇨ Rauhnächte
⇨ Meditation und Innenschau ⇨ Klarheit

In allen Kulturen wurden und werden psychoaktive Pflanzen rituell eingesetzt – als Trunk, als Salbe, als Räucherung –, um einen Blick in die Geistige Welt und in die Zukunft zu öffnen. War doch die Frage, wie der Winter wird oder die Ernte ausfällt, wann der beste Zeitpunkt für die Aussaat oder den Angriff des Nachbarclans ist, stets essenziell für das Überleben der Gemeinschaft. Die Zukunftsschau oder Divination kann bei klarem Bewusstsein, öfter jedoch in einer leichten oder tiefen Trance oder auch im Traum geschehen.

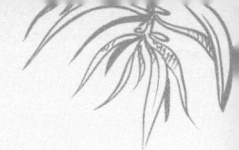

Aus ägyptischen Papyri sind visionäre Mischungen aus Alraune, Bilsenkraut, Blauem Lotus, Mohn, Steppenraute und Datura (Stechapfel) überliefert, die zu Ehren des Orakelgottes Amon verräuchert wurden. Aus dem antiken Griechenland ist uns das Orakel der Pythia, der Seherin des heiligen Orakels von Delphi, bekannt. Hier wurden Lorbeer, Weihrauch, Myrrhe und Labdanum verräuchert, um Wahrträume hervorzurufen. Diese Mischung klingt relativ zahm, und es kann vermutet werden, dass zusätzlich noch Bilsenkraut und/oder Datura enthalten waren. Von unseren germanischen und keltischen Vorfahren ist das rituelle Räuchern mit Eisenkraut und Mistel überliefert, wobei auch bei uns der Gebrauch von Hanfblüten, Eibe, Bilsenkraut, Datura und verschiedenen Giftpilzen üblich war. Genau wie bei den südamerikanischen Ayahuasca war der Gebrauch all dieser psychedelischen und halluzinogenen Mischungen strikt den Priestern, Medizinleuten und Schamanen vorbehalten und immer in eine rituelle, sakrale Handlung eingebunden. Viele der so verwendeten Pflanzen galten als heilig, und sie in anderem Zusammenhang zu verwenden, wurde als Sakrileg gesehen. Glücklicherweise gibt es genug mild wirkende Räucherstoffe, mit denen auch ein durchschnittlicher Mensch der Neuzeit seinen Geist und seine Sinne öffnen kann, ohne sich zu vergiften.

Es gibt einige Zeitpunkte im Leben wie auch im Jahreskreis, die sich besonders für die Divination anbieten. Dazu gehören die Rauhnächte (insbesondere Heiligabend und Neujahr), zu denen traditionell orakelt wird, weshalb sich Rauhnacht-Räuchermischungen generell gut für den Empfang von Zukunftsvisionen eignen. Weitere Orakeltage (oder -nächte) sind Samhain und Beltane. Es heißt, dass an diesen Tagen die Schleier zur Anderswelt dünn sind, sodass es leichter ist, einen Blick »hinüber« zu erhaschen.

In unserem Lebenszyklus sind es die Übergangsphasen, die Schwellenzeiten, die sich für die Zukunftsschau anbieten. Dazu gehören der Wandel vom Kind zum Erwachsenen und weiter zum Weisen, aber auch Umbrüche wie Umzug oder Jobwechsel.

Generell ist es wünschenswert, dass Divination nicht als Zeitvertreib, sondern als bewusste rituelle Handlung durchgeführt wird. Das Räucherwerk hilft nicht nur durch seine bewusstseinsöffnenden Wirkstoffe, sondern auch über Konditionierung, sich in den geeigneten Zustand zu versetzen.

Hilfreich für die Zukunftsschau sind Räucherstoffe, die
- den Geist öffnen,
- Träume oder Wahrträume hervorrufen und das Erinnern an Träume unterstützen,
- Zugang zum Unterbewusstsein gewähren,
- mit der Geistigen Welt verbinden,
- Hellsichtigkeit fördern,
- einen meditativen Zustand begünstigen.

heimisch: Alant, Angelika, Beifuß, Eisenkraut, Esche, Holunder, Hopfen, Königskerze, Mistel, Schafgarbe, Wacholder
exotisch: Copal weiß, Elemi, Labdanum, Lorbeer, Mastix, Muskat, Myrrhe, Myrte

Räuchermischungen
Klare Träume
Lorbeer, Eisenkraut, Hopfen, Myrte, Myrrhe
Blick über die Schwelle
Wacholder, Beifuß, Eisenkraut, Mistel, Fichte (Harz), Weihrauch

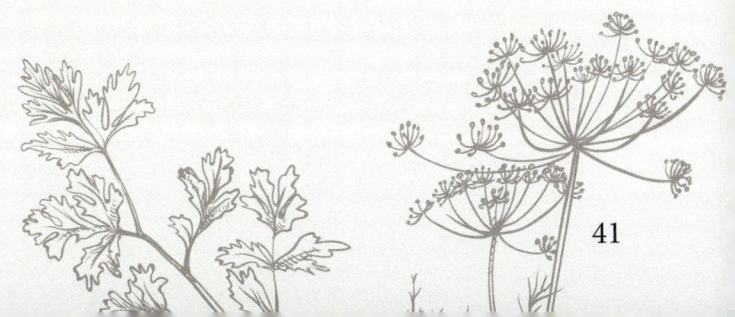

Energie und Lebenskraft

⇨ Erdung ⇨ Konzentration

Wie es Räucherungen gibt, die uns beruhigen und entspannen, so gibt es auch solche, die uns energetisieren, vitalisieren und aufwecken können. Vielleicht fühlen wir uns unsicher und mutlos und brauchen etwas Ermunterung, vielleicht sind wir körperlich erschöpft und benötigen einen Energiekick. Sie können statt einer Tasse Kaffee am Morgen einen Aufguss oder eine Räucherung mit Rosmarin genießen oder sich mit Räucherstoffen von heimischen Nadelbäumen wärmen und stärken.

Räucherstoffe, die vitalisieren und stärken, sind die, die
- die Durchblutung steigern,
- erden und den Geist klären und zentrieren,
- erfrischen,
- wecken und wach machen,
- wärmen.

heimisch: Alant, Angelika, Beifuß, Eiche, Eisenkraut, Fichte, Kiefer, Minze, Rosmarin, Salbei, Tanne, Thymian, Wacholder, Ysop
exotisch: Copal weiß, Drachenblut, Elemi, Eukalyptus, Galgant, Kalmus, Kampfer, Kardamom, Mastix, Muskat, Myrrhe, Nelke, Weißer Salbei, Zeder, Zimt, Zypresse

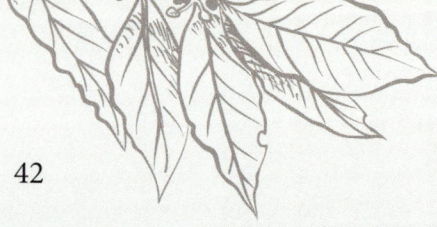

Rosmarin ist ebenso wie Wacholder ein Wachmacher (Vorsicht bei Blut-hochdruck und Epilepsie!), Zimt und Nelke wärmen und regen an, während Eisenkraut bei der Entscheidungsfindung hilft und innere Kräfte aktiviert. Erfrischend wirken Anis, Zitronenverbene, Minze und weißer Copal.

Sehr energetisierende, wach machende Räucherstoffe sollten nicht vor dem Zubettgehen verräuchert werden. Ersetzen Sie sie einfach durch wärmend-entspannende Pflanzen.

Unterstützend in energetisierenden Mischungen sind rote Farbtupfer, z. B. von Drachenblut oder rotem Sandelholz.

Räuchermischungen

Kraft und Klarheit I
Angelika, Beifuß, Sandelholz weiß, Wacholder, Olibanum, Drachenblut

Kraft und Klarheit II
Wacholder, Zeder, Beifuß, Weißer Salbei, Bernstein

Selbstbewusstsein
Myrrhe, Guaiak, Zeder, Lorbeer, Eiche, Beifuß, Fichte (Harz)

Wärme und Tatkraft
Zimt, Nelke, Zeder, Galgant, Myrrhe, Sandelholz rot

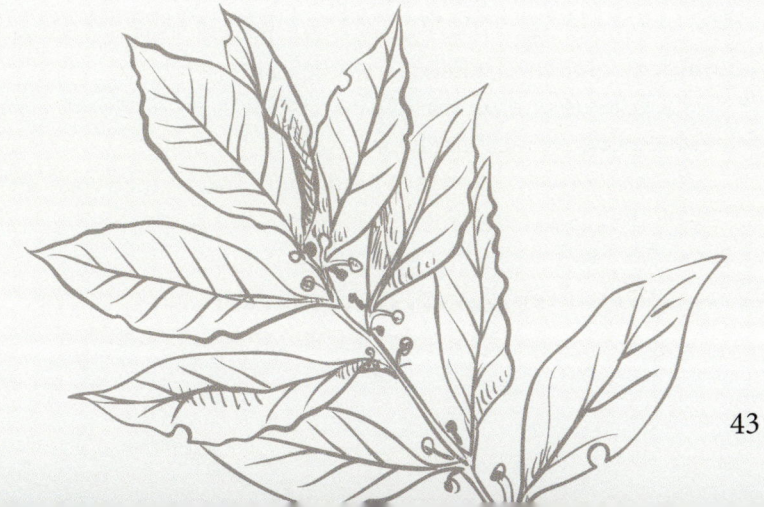

Erdung

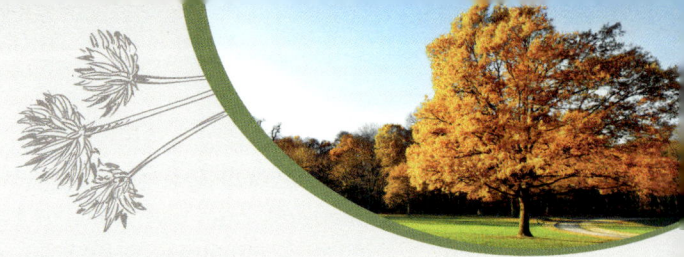

⇨ Stress und Anspannung ⇨ Energie und Lebenskraft
⇨ Loslassen

»Erdung« ist ein viel verwendeter Begriff, der Ihnen sicher schon begegnet ist. In der Elektrotechnik meint Erdung die Ableitung elektrischer Ströme in die Erde – dies können natürliche Ströme sein, wie sie durch Blitze entstehen, oder auch technische Ströme, die bei Kurzschlüssen oder statischer Aufladung auftreten. Auch uns tut es gut, geerdet zu sein. Damit ist gemeint, in der Lage zu sein, überschüssige oder von außen auf uns einwirkende Energien ableiten zu können (statt sie in uns zu sammeln oder unkontrolliert ins Umfeld weiterzugeben). Im übertragenen Sinne hilft die Erdung uns auch dabei, unsere eigene Energie zu uns zurückzuholen, unsere Gedankenkraft zu bündeln, wenn sie sich weit in den Raum verstreut hat. Anders als in der Elektrotechnik ist ein zweiter Effekt guter Erdung die Verwurzelung. Unsere Verbindung mit der Erde soll nicht nur Energien ableiten können, sondern auch Erdenergien aufnehmen und uns überdies fest mit Mutter Erde verbinden. So gibt Erdung uns festen Stand, ein stabiles Fundament, um das Gebäude unseres Selbst aufzubauen. Wir sind ganz bei uns. Räucherungen können uns dabei wunderbar unterstützen.

Zur Erdung eignen sich Räucherstoffe, die
- stabilisieren und zentrieren,
- Mut und Zuversicht verleihen,
- entspannen und den Geist beruhigen, sodass man ganz im Hier und Jetzt sein kann,
- mit Mutter Erde verbinden.

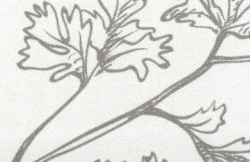

> **heimisch:** Angelika, Erdrauch, Fichte, Kiefer, Lärche, Tanne, Wacholder
>
> **exotisch:** Adlerholz, Galbanum, Guggul, Labdanum, Myrrhe, Opoponax, Patchouli, Sandelholz weiß und rot, Vetiver, Zeder, Zypresse

Räuchermischungen

Erdung I

Angelika, Zeder, Myrrhe, Patchouli, Sandelholz

Erdung II

Weihrauch, Myrrhe, Labdanum, Lavendel, Erdrauch

Rituale

Allein die Durchführung einer Räucherung hilft uns schon, zur Ruhe und bei uns selbst anzukommen. Wenn wir mehr Erdung benötigen, dann eignet sich vielleicht eines der folgenden Rituale.

Verbunden mit Himmel und Erde

Suchen Sie sich einen schönen Platz, wenn möglich draußen oder an einem Fenster mit Blick ins Grüne. Vielleicht haben Sie auch ein Bild von einem Baum oder eine Topfpflanze, die Sie aufstellen möchten, um Ihre Intention vor Augen zu haben. Bereiten Sie Ihre Räucherutensilien vor, indem Sie alles, was Sie benötigen, griffbereit hinlegen und Ihre Räucherstoffe auswählen. Atmen Sie ein paarmal ein und aus, und sagen Sie laut oder in Gedanken: »Ich bin nun ganz bei mir.« Entzünden Sie die Kohle, und wenn sie glimmt, legen Sie die erste Portion Rauchgut auf. Stellen Sie die Schale auf den Boden und sich selbst davor oder darüber, sodass Sie von unten bis oben im Rauch baden. Werden Sie nun selbst zum Baum. Visualisieren Sie, wie aus Ihren Füßen Wurzeln tief in den Erdboden wachsen, die Sie halten und verankern. Breiten Sie Ihre Arme aus, und stellen Sie sich vor, wie sie zu Ästen werden, die Zweige, Blätter, Blüten oder Früchte tragen. Fühlen Sie, wie der Rauch in Sie einströmt, in Ihre Füße oder Ihr Wurzelchakra, durch Ihren Körper fließt und Sie wie die Erde den Baum nährt und erfüllt. Spüren Sie diese Energie nach oben fließen, durch die Arme in die Hände, in die Fingerspitzen ... durch den Oberkörper und den Hals in den Kopf ... und wie das Wasser aus den Blättern verdunstet, sodass die Energie in die Luft übertritt. Fühlen Sie, wie die warmen Strahlen der Sonne auf Sie herabscheinen und ein Strom aus Licht und Energie durch Sie fließt, bis hinab durch Ihre Fußsohlen in die Erde. Wie der Baum sind Sie nun verbunden mit Himmel und Erde.

Ein Baum sein

Besonders die harzigen, erdigen, warmen Düfte heimischer Bäume helfen uns, selbst zum Baum zu werden. Haben Sie einen dieser Räucherstoffe gewählt, versuchen Sie dieses Ritual.

Atmen Sie den Duft der heimischen Baumharze ein. Visualisieren Sie, wie Sie mitten im Wald stehen, während Sie die würzige Luft einatmen. Um Sie herum stehen Bäume. Und als Sie in Gedanken an sich herunterschauen, erkennen Sie, dass auch Sie zum Baum geworden sind. Fühlen Sie sich ins Baumsein hinein: verwurzelt seit Jahrzehnten oder sogar Jahrhunderten an genau dieser Stelle, mit diesen Baumnachbarn, unter dieser Sonne. Fühlen Sie die Ruhe und Stabilität: Sie müssen nirgends hingehen, sich um nichts sorgen, es gibt keine To-do-Listen, alles, was zu tun ist, ist ... hier und jetzt ein Baum zu sein. Schwelgen Sie in diesem Gefühl, genau jetzt und hier richtig zu sein, einer unter Gleichen, ein wichtiger Teil des Ganzen.

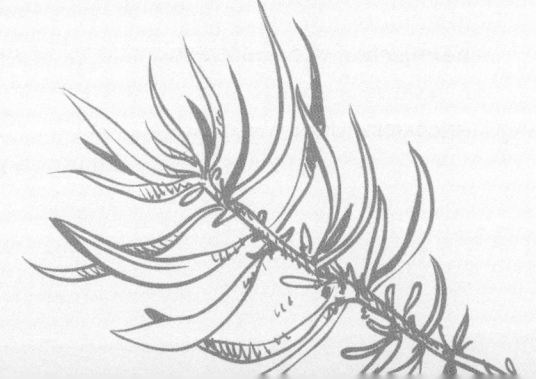

Frauenthemen

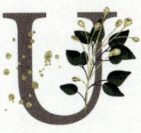nsere Vorfahren kannten einige Räucherkräuter, die insbesondere Frauen und jungen Mädchen vorbehalten waren und typische Frauenrituale (und -probleme) begleiteten.

Mädchenzeit

Verschiedene Pflanzen können Mädchen auf dem Weg ins Frausein begleiten. Eine davon ist das Mädesüß, dessen Name allerdings nichts mit Mädchen zu tun hat, sondern, je nach Quelle, mit Met (den die Pflanze versüßte) oder Mahd, also dem Mähen (das den Duft freisetzte). Mädesüß ist, wie die Birke, als Pflanze des Neubeginns eine gute Ritualpflanze für die Zeit der ersten Monatsblutung.

Lavendel schützt während der Menstruation vor »Blutsaugern« (Menschen, die uns Energie kosten) und in Phasen der Ängstlichkeit und Unsicherheit gegenüber dem anderen Geschlecht und der eigenen Sexualität.

Junge Mädchen werden unterstützt von Räucherstoffen, die

- das Selbstwertgefühl und die Selbstliebe steigern,
- helfen, den eigenen Körper und alle Veränderungen an ihm zu akzeptieren,
- den Übergang erleichtern: das Mädchen loszulassen und die Frau willkommen zu heißen,
- Fremdenergien abzuwehren.

heimisch: Birke, Gänseblümchen, Holunder, Kamille, Lavendel, Mädesüß
exotisch: Myrrhe, Myrte

Zyklusregulation

Einige der traditionell bei Zyklusstörungen, Menstruationsbeschwerden oder bei Beschwerden in den Wechseljahren angewendeten Räucher- bzw. Heilpflanzen enthalten hormonähnliche Stoffe. So besitzt Hopfen ebenso wie Lavendel Phytoöstrogene und Frauenmantel Phytoprogesteron.

Räucherstoffe, die helfen, den Zyklus zu regulieren:
Beifuß, Frauenmantel, Hopfen, Kamille, Johanniskraut, Lavendel, Mädesüß, Mönchspfeffer, Schafgarbe, Thymian

Geburtshilfe

Die Geburt und das Wochenbett waren für unsere Vorfahrinnen gefahrenreiche Zeiten, für die Mutter wie für das Kind. Um Dämonen, Hexen und allgemein Unglück abzuwehren, wurden werdende Mütter auf sogenannte Bettstrohkräuter gebettet. Diese enthielten oft reichlich ätherische Öle und Cumarine und konnten so tatsächlich einiges Unheil in Form von Keimen abwenden. Der Mönchspfeffer, der auch »Liebfrauenbettstroh« genannt wird, wurde allerdings eher jungen Mädchen ins Bett gelegt, da er die Lust dämpfen kann und so half, die Jungfräulichkeit zu erhalten.

Einige Räucherstoffe bzw. Heilpflanzen wirken außerdem austreibend und wehenfördernd: Beifuß, Galbanum und Labdanum. Was die Geburt beschleunigt und das Austreiben der Plazenta fördert, wirkt allerdings auch abtreibend – wozu diese Stoffe früher auch benutzt wurden. Mit all diesen Räucherstoffen muss während der Schwangerschaft vorsichtig umgegangen werden, um nicht unbeabsichtigt eine Fehlgeburt auszulösen. Generell empfiehlt es sich, die empfindliche Nase der Schwangeren entscheiden zu lassen.

Insbesondere Beifuß sollte, während der Geburt in der linken Hand gehalten, die Geburt beschleunigen und erleichtern und ihr einen guten Ausgang bescheren. Eine Moxibustion oder Moxa-Therapie, bei der glimmende Rollen aus Beifuß (sogenannte Moxa-Zigarren) auf bestimmte Akupunkturpunkte gehalten werden, wird in der Geburtsvorbereitung genutzt, um z. B. bei Fehllagen das Ungeborene zur Drehung zu bringen.

Galbanum, das »Mutterharz«, wirkt nicht nur austreibend, sondern stärkt auch die Unterleibsorgane.

Bekannte Bettstrohkräuter sind Baldrian, Beifuß, Frauenmantel, Johanniskraut, Kamille, Labkraut, Quendel, Süßgras, Waldmeister. Im Wochenbett wurden außerdem Lavendel, Thymian und Rosmarin verwendet. Mit all diesen Kräutern wurde auch geräuchert.

Mit Myrrhenöl wurde traditionell das Perineum desinfiziert und dehnbar gemacht, und es wurde auch zum Desinfizieren auf den Nabelstumpf des Neugeborenen gegeben. Myrrhe diente außerdem dazu, die Geburt zu erleichtern und vorzubereiten: Unter einen Geburtsstuhl oder Gebärschemel wurde eine Schale heißer Kohlen gestellt, auf denen dann Myrrhe verräuchert wurde.

Räucherstoffe, die die Geburt erleichtern, sind die, die
- die Unterleibsorgane stärken,
- wehenfördernd und austreibend sind,
- desinfizieren und keimtötend wirken,
- entspannen und beruhigen.

heimisch: Baldrian, Beifuß, Birke, Frauenmantel, Gänseblümchen, Hopfen, Johanniskraut, Kamille, Labkraut, Lavendel, Mönchspfeffer, Quendel, Rosmarin, Schafgarbe, Süßgras, Thymian, Waldmeister
exotisch: Galbanum, Labdanum, Myrrhe, Myrte

Gebet und Anrufung

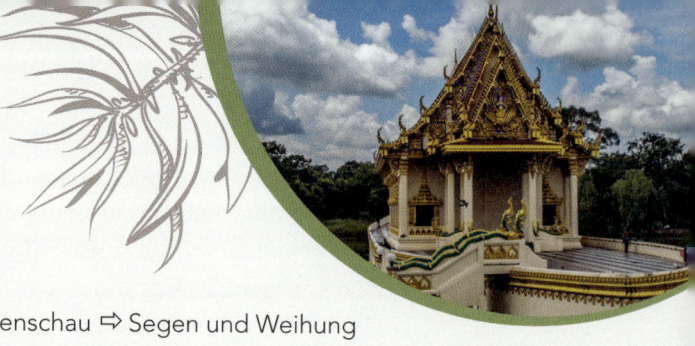

⇨ Meditation und Innenschau ⇨ Segen und Weihung

Der Themenkreis »Gebet und Anrufung« ist eng verwoben mit denen der Meditation und der Opfergabe. In den Vorstellungen vieler Völker ist es der Rauch, der die Gebete und Lieder zu den Göttern trägt und über den die Götter oder Ahnen kontaktiert werden können.

Während ein Gebet eine Bitte oder einen Dank an eine Gottheit oder einen spirituellen Helfer darstellt, oftmals in fixierter Form, geht die Anrufung darüber hinaus, indem sie als direkter Aufruf an die Gottheit verstanden wird, für oder durch einen selbst zu handeln oder in Erscheinung zu treten.

Jede Kultur hatte ihren »Tempelrauch«, der ihre heiligen Handlungen und Zeremonien begleitete. Wir in unserer christlich geprägten Welt verknüpfen mit dem Geruch von Weihrauch die Kirche und den Gottesdienst. Selbst für Menschen, die sich nicht dem Christentum zugehörig fühlen, haben alte Kathedralen etwas Überweltliches. Es braucht gar nicht die Vorstellung, dass über bestimmte Wohlgerüche bestimmte Gottheiten kontaktiert werden können, denn alle Räucherstoffe wirken grundsätzlich psychoaktiv. Daher werden wir schon beim Betreten der heiligen Stätte oder beim Ausüben eines Rituals in einen anderen Bewusstseinszustand versetzt. Hier verbinden sich wahrgenommener Geruch, Ort und Handlung durch Konditionierung, sodass es uns leichtfällt, uns dem Gebet und der Geistigen Welt zu öffnen.

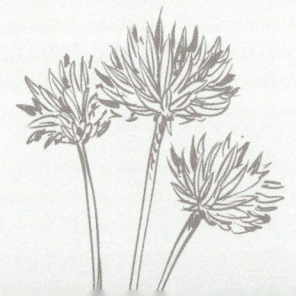

Räucherstoffe, die sich für Gebet und Anrufung eignen, sind die, die

- traditionell einer bestimmten Gottheit zugeordnet sind,
- für die spirituelle Welt öffnen,
- spirituelle Helfer anziehen,
- die Gedanken beruhigen und/oder fokussieren.

heimisch: Eiche, Eisenkraut, Erdrauch, Fichte, Iris
exotisch: Adlerholz, Benzoe, Bernstein, Cedar, Copal weiß, Dammar, Elemi, Guggul, Kampfer, Mastix, Muskat, Myrte, Weihrauch, Zeder

Einigen Räucherstoffen wird nachgesagt, dass sie die Verbindung zu unseren spirituellen Helfern (Iris), dem Göttlichen (Copal weiß), den Engeln (Dammar), den Naturwesen (Thymian) oder den Elfen (Erdrauch) öffnen.

Räuchermischungen

Eintritt in die Lichtwelten
Angelika, Damiana, Rose, Ysop, Styrax, Weihrauch, Dammar
Erkennen des eigenen göttlichen Lichts
Weihrauch, Myrrhe, Copal, Zeder, Opoponax, Wacholder, Johanniskraut, Angelika
Segen
Alant, Beifuß, Myrrhe, Styrax, Sandelholz weiß, Wacholder, Weihrauch

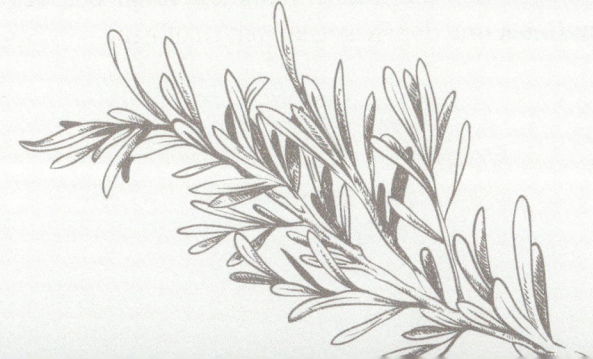

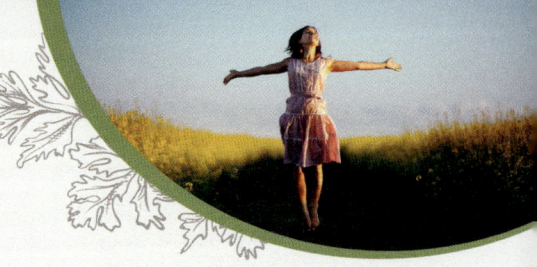

Gute Laune und Lebensfreude

⇨ Segen und Weihung ⇨ Energie und Lebenskraft

Nichts macht schneller schlechte Laune als Grübeln. Egal, ob es das Nachdenken über die Bemerkung der Kollegin, der Kontostand oder der unfreundliche Kassierer im Supermarkt ist, meist sind es unsere Gedanken und das Festhalten an schlechten Emotionen, die uns die Stimmung vermiesen. Tiere haben es einfacher: Wer schon einmal einen Hund beobachtet hat, der ein unschönes Erlebnis hatte (Herrchen hat geschimpft, der Nachbarshund war gemein, die Taube ist entkommen), weiß, wie dieser sich danach ausgiebig schüttelt – von der Nase bis zur Schwanzspitze. Die Stresshormone werden dadurch abgebaut, die Körperspannung nimmt ab, und die gute Laune ist wiederhergestellt. Hunde leben, wie alle Tiere, im Hier und Jetzt und verschwenden keine Zeit und Energie darauf, über negative Erlebnisse nachzugrübeln und mit ihnen zu hadern. Sie sind selten nachtragend, Menschen hingegen verderben sich mit dieser Eigenschaft nahezu routinemäßig den Tag.

Dabei ist es eigentlich leicht, die Abwärtsspirale zu unterbrechen: rein in den Körper. Wenn man ein wenig laute Musik aufdreht und dazu tanzt, kann man kaum schlechte Laune behalten. Ebenso gut funktioniert eine Räucherung mit einem aufmunternden oder energetisierenden Duft oder einfach dem persönlichen Lieblingsgeruch. Sobald die Aufmerksamkeit auf dem Körper und den Sinnen liegt, treten die Gedanken in den Hintergrund. Die aktiven Wirkstoffe der Räucherpflanzen tragen das ihre dazu bei.

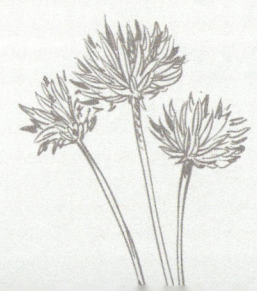

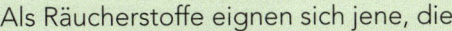

Als Räucherstoffe eignen sich jene, die
- Licht und Sonne ins Leben bringen,
- zuversichtlich stimmen,
- die Stimmung allgemein aufhellen,
- Leichtigkeit und Frische vermitteln,
- energetisieren und vitalisieren.

heimisch: Alant, Birke, Goldrute, Johanniskraut, Quitte, Ringelblume, Rose, Süßgras, Ysop
exotisch: Bernstein, Copal weiß und gold, Mastix, Myrrhe

Fügen Sie der Räuchermischung gelbe Farbakzente hinzu, indem Sie wenigstens eine Sonnenpflanze mit gelben Blütenblättern auswählen. Gute-Laune-Mischungen eignen sich ebenso gut wie Segensmischungen, um nach einer Reinigung (S. 87) gute neue Energie aufzubauen.

Räuchermischungen

Gute Laune
Zimt, Weihrauch, Rose, Johanniskraut, Dammar, Zeder, Ingwer
Wohlgefühl
Lavendel, Rose, Quitte, Styrax, Sandelholz, Copal gold

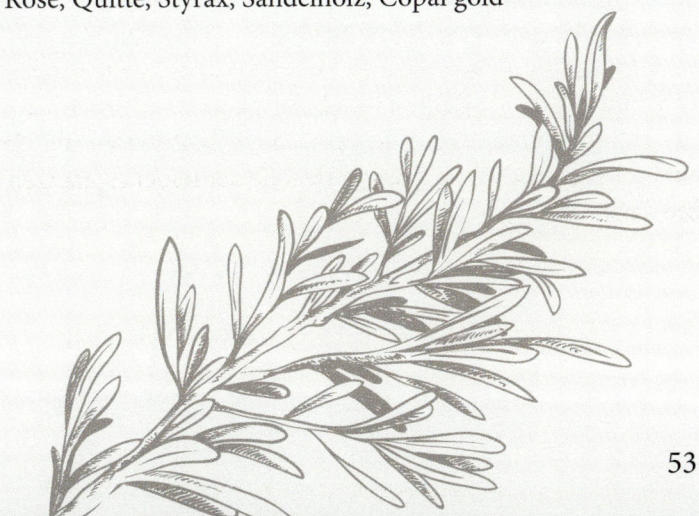

Heilung

Der Schutz vor und die Heilung von Krankheiten ist eine der drei wichtigen Themen, um die Räuchertraditionen kreisen. So wurden früher Krankenzimmer ebenso wie Ställe regelmäßig ausgeräuchert, auch wenn die Überlieferungen eher vom Schutz vor Hexen und Dämonen berichten als von Keimfreiheit. Aber auch bei körperlichen Beschwerden wurde geräuchert, und tatsächlich lindern einige Räucherstoffe körperliche Beschwerden, andere stärken das Immunsystem, wirken schmerzstillend oder entzündungshemmend. Räucherungen können Symptome auf der körperlichen Ebene lindern – wie wir es aus der Heilpflanzenkunde von Tees, Tinkturen, Salben oder Kompressen kennen. Sie wirken jedoch nicht nur auf den Körper: Genauso wichtig oder sogar noch wichtiger ist die Wirkung auf die Seele, den Geist, die Selbstheilungskräfte. Was wir glauben und erwarten, beeinflusst, was eintreten wird. Ein positiver, optimistisch gestimmter Arzt heilt mehr Patienten als derjenige, der düstere Prognosen gibt.

Heilung muss nicht immer Genesung bedeuten: Geheilt ist, wer in Frieden mit dem ist, was ist, war und sein wird.

Unterstützung bei der Heilung bieten Räucherstoffe, die
- Symptome lindern (z. B. Schmerzen, Kreislauf- oder Menstruationsprobleme)
- die Raum- und Atemluft desinfizieren,
- helfen, die Situation zu akzeptieren, wie sie ist,
- Gelassenheit, Zuversicht und inneren Frieden schenken,
- die Selbstheilungskräfte und das Immunsystem stärken.

Körper

Auch wenn die Ursache unserer Beschwerden (noch) nicht greif- und damit behandelbar ist, profitieren wir von der Linderung unserer körperlichen Symptome. Unter Atemwegserkrankungen (S. 38), Kopfschmerzen (S. 69), Muskelverspannungen (S. 81), Rheuma (S. 98) und Frauenthemen (S. 47) sind bereits einige Räucherstoffe speziell für diese Themenbereiche beschrieben.

Räucherstoffe

Kreislaufanregung (bei niedrigem Blutdruck): Rosmarin, Thymian, Minze, Wacholder, Salbei, Mistel, Galgant
Kreislaufausgleich (bei hohem Blutdruck): Lavendel, Melisse
Herzstärkung: Melisse, Zimt, Kiefer, Ringelblume, Tonka
Stärkung der Selbstheilungskräfte und des Immunsystems: Thymian, Süßgras, Kamille, Angelika, Holunder, Meisterwurz, Beifuß, Mädesüß, Salbei
Schmerzstillung: Iris, Mädesüß, Weidenrinde, Myrte, Nelke, Weihrauch
Infektionshemmung: Holunder, Kamille, Lavendel, Myrte, Minze, Myrrhe, Guggul, Ringelblume
Entzündungshemmung: Benzoe, Salbei, Palo Santo, Kamille, Eiche, Lärche, Guggul, Myrrhe, Weihrauch, Sandelholz weiß, Lavendel
Bakterien-/Virenbekämpfung: Benzoe, Eiche, Eukalyptus, Fichte, Lavendel, Meisterwurz, Goldrute, Kampfer, Kardamom, Königskerze, Lärche, Thymian, Myrrhe, Mädesüß, Nelke, Palo Santo, Süßgras, Salbei, Wacholder, Ysop, Zypresse, Rosmarin

Seele

Oft findet sich keine auslösende Ursache für unsere körperlichen Beschwerden. Manchmal bedeutet dies, dass weitergesucht werden muss, manchmal aber auch, dass die Ursache tatsächlich nicht somatisch ist, sondern dass die kranke oder unglückliche Seele auf den Körper wirkt und sich durch Symptome ausdrückt.

In beiden Fällen lohnt es sich, in einem Räucherritual in uns zu gehen und um ein Bild für unsere Beschwerden zu bitten. Da jede Krankheit durch eine Störung im Energiefluss hervorgerufen wird (etwas wird zu stark oder zu schwach durchblutet, ein Gewebe wächst zu viel oder zu wenig), kann es helfen, diesen Energiefluss zu visualisieren und damit symbolisch einen Anhaltspunkt für die Ursache zu erhalten.

Ritual

Visualisierung der Lebensenergie

Nehmen Sie sich ein wenig Zeit, sich zu sammeln, zu zentrieren und bei sich selbst anzukommen. Bereiten Sie Ihre Räucherutensilien vor, und wählen Sie Ihre Räucherstoffe aus: Hilfreich sind jetzt entspannende, meditationsfördernde Mischungen. Entzünden Sie die Kohle, und legen Sie die erste Portion Rauchgut auf. Atmen Sie den Duft ein, und spüren Sie, wie Sie langsam herunterfahren. Lassen Sie sich mit dem Geruch in Ihren Körper sinken. Bitten Sie nun Ihre Seele um ein symbolisches Bild für Ihre Lebensenergie, wie sie jetzt ist. Vielleicht taucht von selbst ein Bild vor Ihrem inneren Auge auf. Wenn nicht, visualisieren Sie einen Garten, ein Haus oder vielleicht eine Pflanze oder einen Baum. Was auch immer Sie sehen, es ist ein Symbol Ihres Seins. Betrachten Sie Ihr Bild. Ist der Garten unordentlich oder gepflegt? Sehen Pflanze oder Baum gesund aus, oder sind die Blätter welk? Sind das Haus sauber, die Fensterscheiben klar, die Einfahrt gekehrt, oder quellen die Mülltonnen über? Wie sieht für Sie Ihr ideales Haus, Ihr idealer Garten aus? Muss der Rasen gemäht oder im Gegenteil eine Wildblumenwiese angelegt werden? Muss gegossen werden, oder gibt es Bereiche, die versumpfen? Mögen Sie reizarme, spärlich eingerichtete Räume oder ein gemütliches Durcheinander? Sie brauchen jetzt nicht zu interpretieren, was Sie sehen. Beginnen Sie, Ihre Pflanze oder Ihren Baum zu pflegen, Ihren Garten oder Ihr Haus umzugestalten, bis es sich für Sie richtig und gut anfühlt. Wenn Sie das Gefühl haben, fertig zu sein, dann lassen Sie die Kohle verglimmen oder löschen

Sie sie. Bevor Sie sich entspannen, schreiben Sie auf, was Sie gesehen und was Sie verändert haben. Sie müssen die einzelnen Veränderungen nicht verstehen, damit sie wirken, aber einige Entsprechungen liegen auf der Hand. So steht stehendes Wasser für stagnierende Lebensenergie, und Krempel und Schmutz legen nahe, einmal eine Entschlackung und Entgiftung auszuprobieren. Wiederholen Sie das Ritual immer wieder einmal, um zu sehen, ob die Veränderungen, die Sie visualisiert und/oder im wirklichen Leben durchgeführt haben, sich in Ihrem inneren Bild zeigen. Vergessen Sie nicht, sich für diese wertvolle Arbeit zu danken!

Insektenabwehr

Zur Insektenabwehr braucht es kein großes Ritual. Mücken, Motten, Fliegen und Wespen mögen schlicht einige Kräuter nicht – und meiden obendrein Rauch. Die entsprechenden Räucherstoffe können auch in kleinen Säckchen zwischen die Wäsche gelegt oder als Bündel im Zimmer aufgehängt werden. Am Lagerfeuer können die Kräuter direkt auf schon abkühlende Holz- bzw. Kohlestücke am Rand aufgelegt werden – im Feuer würden sie ohne Geruchsbildung verbrennen.

heimisch: Beifuß, Lavendel, Melisse
exotisch: Eukalyptus, Kampfer, Kardamom, Lorbeer, Nelke, Patchouli, Tonka, Vetiver, Zeder, Zimt, Zypresse

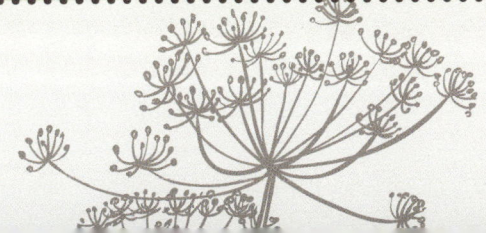

Jahreskreisfeste

Als Jahreskreisfeste bezeichnet man Feste, die wiederkehrend zu bestimmten Zeiten im Jahr gefeiert werden. Vier davon orientieren sich am Sonnenlauf und werden deshalb »Sonnenfeste« genannt: die Sonnenwenden und die Tagundnachtgleichen, die so oder ähnlich in fast allen Kulturen Beachtung fanden. Vier weitere Feste, je nach spiritueller Ausrichtung »Mond-« oder »Erntefeste« genannt, orientieren sich an den Ereignissen in der Natur, insbesondere in der Landwirtschaft. Auch diese werden überall, aber je nach klimatischen Bedingungen unterschiedlich begangen. Wo wir es vielleicht als wichtiges Ereignis feierten, wenn die Schneeglöckchen durch die Schneedecke brachen, zelebrierten die Ägypter die jährlichen Fruchtbarkeit bringenden Überschwemmungen des Nils. Das Christentum hat viele dieser alten Feste übernommen und umgedeutet, doch oftmals ist der ursprüngliche, heidnische Kern noch gut erkennbar. So orientiert sich z. B. Ostern noch immer am Vollmond (gefeiert am ersten Sonntag nach dem ersten Vollmond nach Frühlingsbeginn), und Christi Geburt wurde als Weihnachten auf die Zeit der Wintersonnenwende gelegt. Die Strömungen, die noch heute Jahreskreisfeste rituell feiern, nennen sich naturreligiös. Allein das Beobachten der Naturphänomene – wann blüht der erste Krokus, wann erscheinen die ersten Blätter, wann ziehen die Kraniche, wann beginnt das Licht, sich zu verändern? – genügt und hilft uns von der Natur entfremdeten Menschen, uns wieder in die natürlichen Zyklen einzufügen. Für jene, die den Beobachtungen eine größere Symbolik geben oder sie mit christlichen Inhalten verbinden möchten, folgen hier einige Anregungen.

Ausführliche Erklärungen und Ideen zur Gestaltung der Jahreskreisfeste finden Sie in »Die Reise durch den Jahreskreis« von Brigitta de las Heras.

Yul/Alban Arthan/Mittwinter/Wintersonnenwende

⇨ Rauhnächte ⇨ Lichtbringer ⇨ Divination/Zukunftsschau

Zur Wintersonnenwende am 21. Dezember erleben wir die längste Nacht, die Zeit der größten Dunkelheit. Ab diesem Tag werden die Tage wieder länger, und so ist das Licht, das wiederkehrt, ein Thema, das sich durch alle Kulturen zieht. Die Wintersonnenwende ist ein Tag (oder vielmehr eine Nacht) für die Rückschau und den Ausblick, den Abschied und den Neubeginn. Sie ist in einigen Zählungen auch der erste Tag der Rauhnächte, in denen allerlei Geister ihr Unwesen treiben und ein Blick über die Schwelle geworfen werden kann.

heimisch: Angelika, Beifuß, Johanniskraut, Fichte, Kiefer, Lärche, Meisterwurz, Mistel, Süßgras, Tanne, Wacholder
exotisch: Lorbeer, Myrrhe, Weihrauch

Räuchermischungen
Rauhnächte
Angelika, Fichte (Harz), Beifuß, Lavendel, Eisenkraut, Myrte, Rosmarin, Weißer Salbei, Wacholder
Weihnachten
Tonka, Fichte (Nadeln), Palo Santo, Myrrhe, Zimt

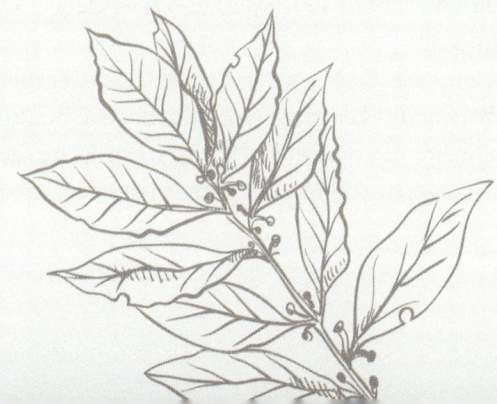

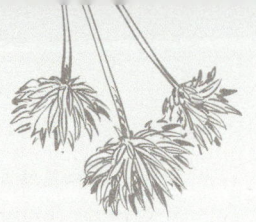

Imbolc/Lichtmess

⇨ Neubeginn und Übergang ⇨ Reinigung

Zu Imbolc am 1. Februar feiern wir die ersten Lebenszeichen in der Natur – traditionell gehören dazu das Schneeglöckchen und die Birke. Es ist eine Zeit des Neubeginns, des Aufbruchs. Früher wurde an diesem Tag aber auch um Segen gebeten, steht die kälteste Zeit des Jahres, in der die Wintervorräte oft schon zur Neige gingen, doch noch bevor. Thematisch geht es um die Frage, welche Ideen und Leidenschaften in diesem Jahr erweckt werden möchten, welche Saat auszusäen ist. An Imbolc wurde früher traditionell eine Reinigungsräucherung für Haus und Stallungen vorgenommen.

heimisch: Alant, Birke, Johanniskraut, Ringelblume
exotisch: Mastix

Räuchermischung
Imbolc
Birke, Beifuß, Alant, Rosmarin, Lavendel, Mastix

Ostara/Alban Eilir/Frühlingstagundnachtgleiche

⇨ Reinigung

Ostara wird am 20. März zur Zeit der Frühlingstagundnachtgleiche gefeiert, dem Tag des Gleichgewichts, bevor die lichte, sonnige, aber auch arbeitsame Zeit des Sommers beginnt. Der letzte Schnee ist nun geschmolzen, und was zu Imbolc begonnen hat, sich zu rühren, macht sich nun daran, zu wachsen. An diesem Tag ist noch einmal Zeit, nachzudenken, was dieses Jahr gesät werden soll.

> **heimisch:** Alant, Birke, Lavendel
> **exotisch:** Copal, Kardamom, Muskat, Myrrhe

Beltane/Walpurgis

⇨ Energie und Lebenskraft ⇨ Liebe und Sinnlichkeit

Beltane, das am 1. Mai oder in der Nacht vom 30. April auf den 1. Mai gefeiert wird oder aber am 2. Vollmond nach Frühlingsbeginn, ist ein Fest der puren Lebenskraft, Lebensfreude, Liebe und Leidenschaft, des Wachstums und der Veränderung. Viele Bräuche, etwa der Tanz um den Maibaum, sind noch erhalten und werden gepflegt. Die Natur ist jetzt in voller Blüte, und auch bei den Menschen setzen die »Frühlingsgefühle« ein.

> **heimisch:** Beifuß, Frauenmantel, Rose, Rosmarin,
> **exotisch:** Benzoe, Myrte, Styrax, Zimt

Räuchermischung
Beltane
Rose, Sandelholz rot, Kardamom, Holunder

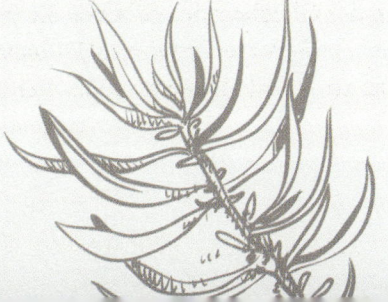

Litha/Alban Hefin/Mittsommer/Sommersonnenwende

⇨ Lichtbringer

Die Sommersonnenwende am 21. Juni markiert den Höhepunkt des Sommers, der Lichtkraft und der Sonne. Um diese Zeit haben einige der Lichtbringer- oder Sonnenpflanzen ihre Blütezeit und die größte Heilkraft. Traditionell werden an diesem Tag Sonnenwendefeuer entzündet, und es ist an uns, zu überlegen, welche Gewohnheiten oder Gedanken wir dem Feuer übergeben wollen. Johanniskraut und Beifuß gehören unbedingt zu dieser Feier.

heimisch: Alant, Angelika, Beifuß, Eisenkraut, Holunder, Johanniskraut, Kamille, Mistel, Rose, Süßgras, Thymian
exotisch: Copal, Myrrhe, Weihrauch

Lughnasadh/Lammas

Lughnasadh ist das erste der drei Erntefeste und wird am 1. August gefeiert. Als sogenanntes Schnitterfest dient es dazu, den Beginn der Ernte zu feiern. Es ist ein Fest des Dankes und der Hoffnung, aber auch des Abschieds. An diesem Tag können wir darüber nachdenken, welche Samen wir gesät haben und welche Ernte wir einbringen. Es ist ein guter Tag, um die jetzt besonders heilkräftigen Kräuter zu sammeln, z.B. als traditionelle Kräuterbuschen.

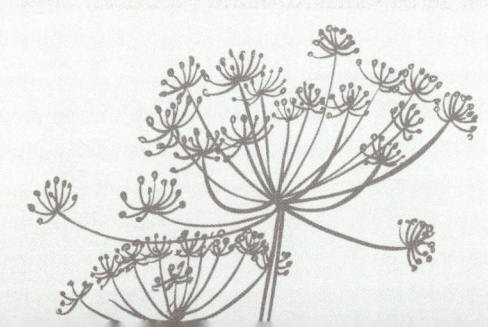

Mabon/Alban Elfed/Herbsttagundnachtgleiche

⇨ Segen und Weihung

Mabon ist das zweite der drei Erntefeste und wird zur Herbsttagundnachtgleiche am 21. September gefeiert wie auch das christliche Erntedankfest. Ab diesem Tag des Gleichgewichts beginnt die dunkle Jahreszeit und damit die Zeit der Ruhe und Innenschau. Thema sind die Fülle, die Ernte diesen Jahres und, wie wir sie teilen und wertschätzen. Dazu gehört nicht nur die materielle Fülle, sondern auch unsere Begabungen, Talente und Erfahrungen. Ebenso gilt es an diesem Tag, der Natur (und Gott oder den Göttern) zu danken, indem vielleicht ein Rauchopfer dargebracht wird.

Räuchermischung
Mabon
Wacholder, Yerba santa, Koriander, Süßgras, Copaiva

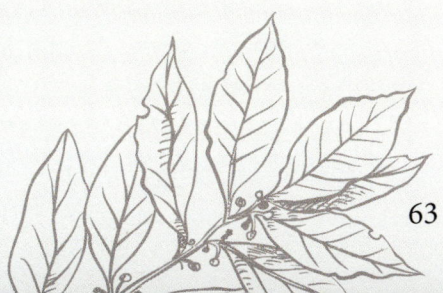

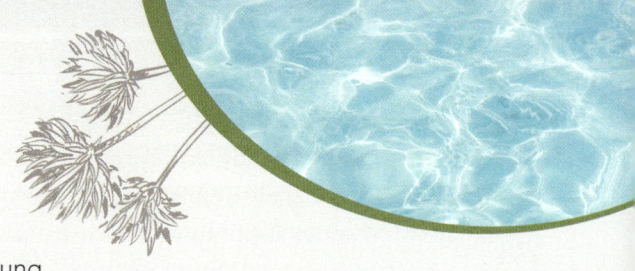

Klarheit

⇨ Konzentration ⇨ Reinigung

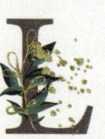aut Definition ist Klarheit einerseits der Zustand der Durchsichtigkeit, ohne das Vorhandensein von Trübung oder Verschmutzung, andererseits die eindeutige Verständlichkeit eines Sachverhalts. Wenn der Bergbach klar ist, dann können wir auf den Grund sehen. Wenn eine Arbeitsanweisung klar formuliert ist, dann kommt es nicht zu Missverständnissen. Ist unser Geist klar, ohne herumspukende, halbbewusste Gedanken und Emotionen, dann fällt es uns leicht, Entscheidungen zu treffen oder uns auf unser Ziel auszurichten. Im Zustand der Klarheit können Pro und Contra abgewogen, Hindernisse erkannt und Strategien identifiziert werden. Wenn wir bedenken, dass unsere Gedanken ebenso wie unsere Worte unsere Lebensumstände erschaffen, dann ist offensichtlich, dass ein gewünschtes Ziel mit wirren Gedanken nicht manifestiert werden kann.

Räucherstoffe können uns helfen, Klarheit zu bekommen bzw. unsere Gedanken zu sortieren, wenn sie
- Umgebung und Menschen von Fremdenergien befreien,
- die Konzentrationsfähigkeit verbessern,
- beruhigen und entspannen,
- erfrischend wirken und neuen Wind bringen.

heimisch: Alant, Birke, Eisenkraut, Fichte, Goldrute, Lärche, Minze, Rosmarin, Salbei, Wacholder, Ysop
exotisch: Cedar, Copal weiß und gold, Dammar, Eukalyptus, Galgant, Kampfer, Lorbeer, Mastix, Myrrhe, Myrte, Vetiver, Weihrauch, Zeder, Zypresse

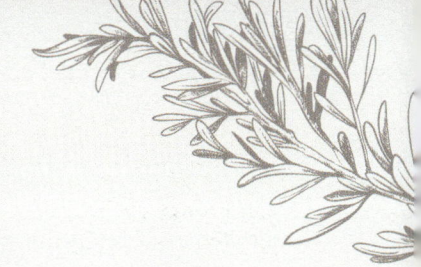

Räuchermischungen

Frischer Wind

Minze, Galgant, Birke, Weihrauch, Kalmus

Aufmerksamkeit

Weihrauch, Copal weiß, Myrte, Rosmarin, Kampfer, Eisenkraut

Ritual

Wir bekommen Klarheit, indem wir zunächst äußerlich aufräumen (äußere Unordnung spiegelt innere Unordnung und umgekehrt!) und vielleicht eine Reinigungsräucherung (S. 89) vornehmen, die Fremdenergien und Energieräuber vertreibt. Was anderes sind Fremdenergien als Verschmutzungen, die uns die klare Sicht nehmen? Wenn Ihr Geist sich danach noch nicht aufgeräumt anfühlt, versuchen Sie doch das folgende Ritual.

Klare Sicht

Nehmen Sie sich ein wenig Zeit, sich zu sammeln, sich zu zentrieren und bei sich selbst anzukommen. Bereiten Sie Ihre Räucherutensilien vor, und stellen Sie Ihre Räuchermischung zusammen. Keine Sorge, sie muss nicht perfekt sein – je mehr Klarheit Sie im Lauf der Räucherung bekommen, desto sicherer wird Ihre Intuition, die weiteren Räucherstoffe zu wählen. Wenn Sie so weit sind, entzünden Sie die Kohle. Sobald sie glimmt, können Sie die erste Portion Räucherstoff auflegen. Atmen Sie den Duft ein, und spüren Sie erst einmal einfach in Ihren Körper, in Ihre Sinne hinein. Stellen Sie sich dann Ihren Geist oder Ihre Emotionen als einen See vor. Beobachten Sie, wie der See aussieht: Ist das Wasser klar? Wie tief können Sie sehen? Gibt es Wellen, oder ist die Wasseroberfläche glatt? Beobachten Sie zunächst, ohne zu urteilen. Vielleicht fallen Ihnen weitere Details auf, z. B. kann das Ufer bewachsen sein, oder der See kann Sandstrände haben. Es können Enten und Gänse auf dem Wasser schwimmen oder Laub, sogar Müll darauf treiben. Wenn Sie Ihren See wahrgenommen haben, dann atmen Sie noch einmal tief durch, und beschließen Sie dann, den See zu beruhigen und zu klären. Vielleicht möchten Sie laut oder in Gedanken eine Intention sprechen, z. B.: »Mein Geist kommt zur Ruhe, jetzt.« Stellen Sie sich nun vor, wie der Duft des Räucherwerks über den See weht und die Enten und Gänse langsam ans Ufer schwimmen ... die Trübstoffe auf den Boden sinken, sodass das Wasser klar wird ... der Wind nachlässt und die Wellen sich glätten. Atmen Sie die Ruhe ein, und halten Sie das Bild eines tiefen, klaren, sauberen Sees, solange es sich gut und nötig anfühlt. Wenn Sie meinen, fertig zu sein, bedanken Sie sich bei dem See, und beenden Sie Ihr Ritual. Entspannen Sie sich, und genießen Sie Ihre innerliche Ruhe.

Konzentration

⇨ Klarheit ⇨ Akzeptanz

Konzentration ist die Fähigkeit, sich ohne abzuschweifen und sich ablenken zu lassen (oder selbst abzulenken, was weitaus häufiger ist!) mit einer Sache, einer Fragestellung oder einem Problem zu beschäftigen. Der Geist ist dabei gleich einem Laserstrahl gebündelt. In der heutigen Zeit, wo Informationen in Häppchen aufbereitet und Filme in schnellen Sequenzen geschnitten sind, fällt vielen das Konzentrieren schwer. Nicht ohne Grund sind es die asiatischen Länder, deren Schüler in Mathematikwettbewerben am besten abschneiden: Die Fähigkeit, auch komplexe mathematische Probleme zu lösen, hängt direkt mit der Fähigkeit, »am Ball zu bleiben«, zusammen. Disziplin und Drill sind dort noch immer wichtige Bestandteile des pädagogischen Konzepts. Zur Konzentrationsfähigkeit gehören Willenskraft und Durchhaltevermögen. Aufmerksamkeit ist Arbeit. Wenn wir müde sind, fällt es uns schwer, bei einer Sache zu bleiben. Und bevor wir uns fokussieren können, brauchen wir Klarheit. Deshalb ist die erste Empfehlung an Eltern bei der Einschulung, dem frischgebackenen Schulkind einen ruhigen Arbeitsplatz, der leicht ordentlich zu halten ist, zur Verfügung zu stellen – damit es sich besser konzentrieren und ohne Ablenkung lernen kann. Manchmal jedoch können wir äußere Unruhe nicht abstellen und müssen uns mitten im Trubel trotzdem fokussieren. Sie würden sich wundern, unter welch lauten Bedingungen in Indien meditiert oder Yoga betrieben wird! Es bedarf einiger Selbstdisziplin und Gedankenkontrolle, den störenden Einflüssen keine Aufmerksamkeit zu schenken, sie quasi auszublenden. Allzu gern passiert das Gegenteil, und wir richten unseren Geist auf das, was uns stört. Nach und nach nimmt dann der Störfaktor immer mehr Raum ein, und statt Ruhe und Gelassenheit spüren wir Aggression. Wir können diese Abwärtsspirale mit einem Räucherritual unterbrechen. Wie so oft wirkt das Räuchern schon durch das Tun.

Die Konzentrationsfähigkeit kann verbessert werden durch Räucherstoffe, die

- gelassener machen,
- den Geist klären und fokussieren,
- anregen und die nötige Energie geben, um Willenskraft aufzubringen,
- aufwecken und wach machen,
- innerlich zur Ruhe kommen lassen.

heimisch: Alant, Birke, Eiche, Eisenkraut, Fichte, Melisse, Minze, Rosmarin, Wacholder, Ysop
exotisch: Elemi, Eukalyptus, Gummi arabicum, Kalmus, Kardamom, Lorbeer, Muskat, Patchouli, Zimt, Zypresse

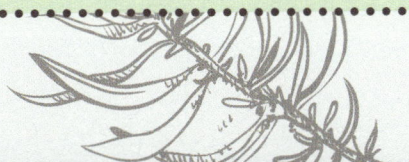

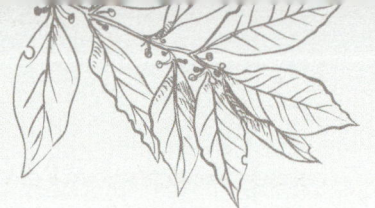

Räuchermischungen

Aufmerksamkeit

Weihrauch, Copal weiß, Myrte, Rosmarin, Kampfer, Eisenkraut

Konzentration

Copal weiß, Eisenkraut, Rose, Styrax, Weihrauch, Lavendel, Alant

Ritual

Wenn die einfache Räucherung nicht genügt und auch eine gute Runde Aufräumen, Putzen und Entmisten nicht hilft, dann können Sie es mit dem folgenden Räucherritual versuchen. Hilfreich ist auch das Ritual »Klare Sicht« (S. 65).

Die Taschenlampe

Nehmen Sie sich ein wenig Zeit, sich zu sammeln, zu zentrieren und bei sich selbst anzukommen. Überlegen Sie sich, was Ihr Ziel ist, worauf Sie sich konzentrieren wollen oder müssen. Entzünden Sie dann die Kohle, und legen Sie, wenn sie glimmt, die erste Portion Rauchgut auf. Atmen Sie den Duft ein. Spüren Sie nun in sich hinein, und nehmen Sie wahr, was gerade da ist. Sind Sie unruhig? Wohin schweifen Ihre Gedanken? Irritiert Sie eine Naht Ihrer Kleidung? Oder ein Geräusch? Atmen Sie den Duft Ihres Räucherwerks ein, und stellen Sie sich vor, wie der Rauch all diese Störfaktoren, innerliche wie äußerliche, gleichsam einsammelt, bündelt und in den Himmel trägt. Stellen Sie sich nun Ihr Bewusstsein als den Lichtschein einer Taschenlampe vor, und richten Sie den Strahl auf Ihr Ziel. Sehen Sie, wie es aufleuchtet und alle Details klar werden, wie es größer wird und Ihre ganze Aufmerksamkeit fesselt. Vielleicht können Sie schon jetzt die Lösung erkennen, wenn es eine gibt, oder Sie sehen das wichtige Detail, das Ihnen die ganze Zeit vorher entgangen ist. Betrachten Sie Ihr Ziel so lange im Licht der Taschenlampe, wie Sie benötigen. Wenn Sie das Gefühl haben, fertig zu sein, dann lassen Sie die Kohle verglimmen. Bevor Sie sich entspannen, schreiben Sie die Erkenntnise auf, die Sie gewonnen haben.

Kopfschmerzen

Kopfschmerzen können vielfältigen Ursprungs sein, und je nach Ursache helfen unterschiedliche Heilpflanzen dagegen. Traditionell werden sie meist als Tee (Aufguss) oder äußerlich als Kompresse oder Öl angewendet. Als Räucherung können Sie ein Baumwoll- oder Leinentuch in den Rauch halten und dieses dann auf die schmerzenden Stellen, in diesem Fall die Schläfen, auflegen.

Generell helfen alle Räucherstoffe, die entspannend und krampflösend wirken. Probieren Sie selbst, ob Sie während eines Migräneanfalls Gerüche ertragen.

heimisch: Angelika, Beifuß, Birke, Goldrute, Johanniskraut, Iris, Königskerze, Lavendel, Mädesüß, Melisse, Minze, Salbei, Schafgarbe
exotisch: Nelke, Vetiver, Weihrauch

Räuchermischungen

Kopfschmerzen bei Wetterfühligkeit
Melisse
Kopfschmerzen durch Lebererkrankung
Angelika, Mariendistel
Spannungskopfschmerzen
Baldrian, Minze
Entspannung
Beifuß, Lavendel
Migräne
Baldrian, Iris, Königskerze, Mutterkraut, Schafgarbe
Entzündungshemmung und Schmerzstillung
Mädesüß, Weidenrinde, Weihrauch

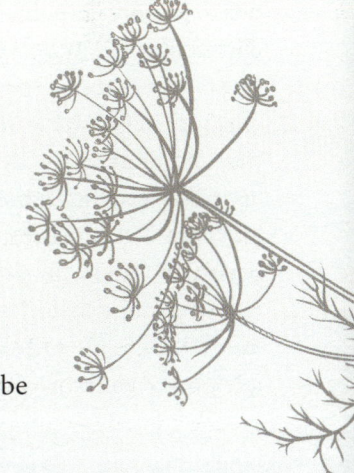

Kreativität und Inspiration

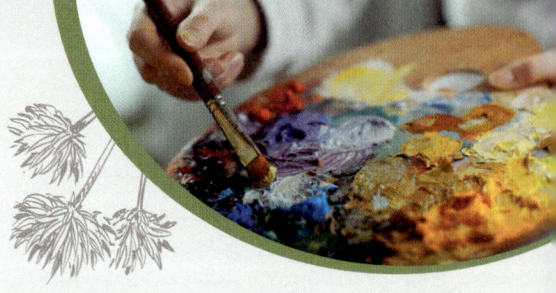

⇨ Meditation und Innenschau ⇨ Konzentration

Für viele von uns gehört eine kreative Beschäftigung zu ihrer Freizeitgestaltung. Etwas basteln, malen oder stricken, ein Gericht aus dem kochen, was der Vorrat noch hergibt, ein Zimmer umräumen – all dies bedarf der Kreativität. Leider ist es oft so, dass sich der kreative Flow, sobald die Alltagsaufgaben erledigt sind und Zeit für unsere Projekte ist, nicht einstellen will. Stattdessen macht sich eine bleierne, lähmende Schwere im Geist breit. Schlimmer noch ist es, wenn wir beruflich kreativ sein müssen. Nichts blockt fantasievolle Impulse effektiver ab als ein »Ich muss«.

Kreativität benötigt eine ähnliche Haltung wie das Spielen (was sie letztlich ja ist): eine Leichtigkeit des Geistes. Damit Ideen fließen können, müssen wir offen und durchlässig sein. Um diese Ideen dann auch umzusetzen, bedarf es hingegen einer gewissen Konzentration und Fokussierung, wollen wir nicht von unserem Umfeld oder unseren eigenen Gedanken abgelenkt werden.

Neben dem Flow gehört als zweite Zutat zu erfolgreichem kreativem Arbeiten noch die Inspiration. Sie bringt die zündende Idee, die ein Projekt anstößt und auf den Weg bringt, den genialen Funken, von dem wir manchmal selbst nicht wissen, woher er gekommen ist – vielleicht wurde er, entsprechend der wörtlichen Bedeutung von »Inspiration«, von den höheren Ebenen in uns hineingeatmet. Um diesen Funken erst einmal wahrzunehmen, bevor wir ihn zu einem Feuer entfachen können, müssen wir uns den feinstofflichen Sphären öffnen und empfangsbereit werden. Ein Räucherritual kann uns auf dem Weg helfen. Die gewohnten Vorgänge werden unterbrochen, vielleicht verlassen wir sogar unsere gewohnte

Umgebung, um draußen oder an einem speziellen Ort, den wir nicht mit Arbeit verbinden, zu räuchern. Indem wir jeden Schritt der Vorbereitung achtsam vollziehen, konzentrieren und entspannen wir uns gleichzeitig.

Für die Wahl der Räucherstoffe können Sie sich nach Ihren derzeitigen Bedürfnissen richten und wählen, was

- den Geist aufräumt und beruhigt,
- die Gedanken beflügelt,
- die Sinne anregt,
- Fokussierung und Konzentration fördert,
- für Impulse und Eingebungen öffnet.

heimisch: Birke, Fichte, Hopfen, Minze, Rosmarin, Schafgarbe
exotisch: Benzoe, Copal, Kalmus, Labdanum, Lorbeer, Myrrhe, Patchouli, Sternanis, Tonka, Weihrauch, Zimtblüte

Räuchermischung
Kreativer Flow
Birke, Frauenmantel, Schafgarbe, Iris, Tonka, Myrrhe

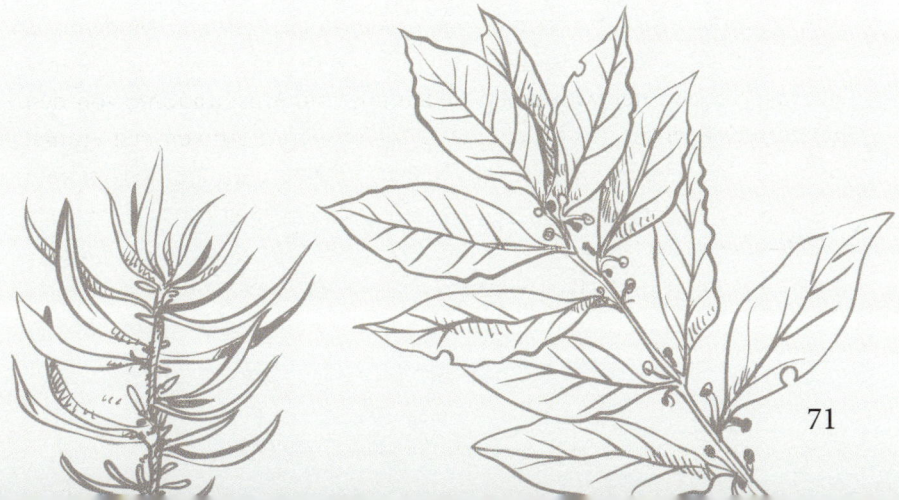

Lichtbringer

⇨ Energie und Lebenskraft ⇨ Mut und Selbstbewusstsein ⇨ Gute Laune und Lebensfreude ⇨ Segen und Weihung ⇨ Jahreskreisfeste

Als »Lichtbringer« bezeichnet man jene Pflanzen, die zur und um die Sommersonnenwende herum blühen. In ihren oft gelben Blüten oder Blütenblättern speichern diese Kräuter die heilende Kraft der Sonne, sodass wir sie dann im Winter (insbesondere zur Wintersonnenwende oder in den Rauhnächten) freisetzen können. Lichtbringer vermögen unser Gemüt zu erhellen, Sorgen und Traurigkeit zu vertreiben und uns mit Tatkraft zu erfüllen. Sie finden sich gern in Mischungen, die gute Laune machen, uns ermutigen oder energetisieren sollen. Auch zum Segnen sowie zum Aufladen eines gereinigten Raums mit guter Energie eignen sich die Sonnenkräuter gut.

heimisch: Alant, Angelika, Goldrute, Johanniskraut, Kamille, Mädesüß, Ringelblume, Süßgras
exotisch: Bernstein, Dammar, Mastix, Styrax

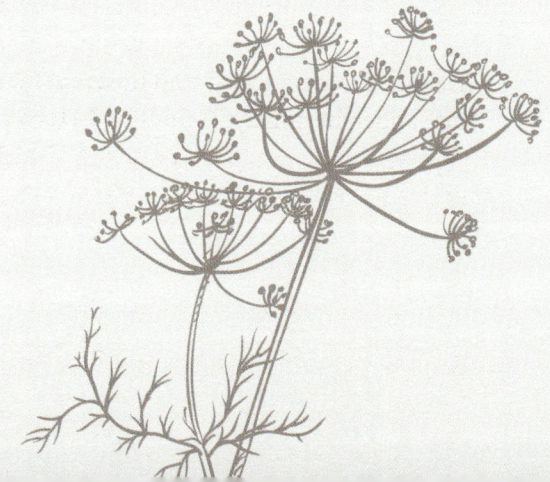

Liebe und Sinnlichkeit

⇨ Stress und Anspannung ⇨ Akzeptanz ⇨ Frauenthemen

Wenn Tarotkarten sprechen könnten, würden sie berichten, dass praktisch alle Fragen, die ihnen gestellt werden, in einen von drei Themenbereichen fallen: Gesundheit, Geld … und allen voran Liebe. Während wir diese Fragen eher aus Neugier stellen, waren sie für unsere Vorfahren lebenswichtig. Daher ist es kein Wunder, dass praktisch alle überlieferten Volksbräuche und Aberglauben um diese drei Themenbereiche kreisen. Liebesorakel sind dabei die bekanntesten: Welche Unvermählte den Brautstrauß oder welcher Unvermählte das Strumpfband fängt, wird als Nächstes heiraten, wessen Gesicht man in der Weihnachts-, Silvester- oder Osternacht im Traum sieht, den wird man ehelichen, und so weiter.

Aber auch Liebeszauber sind erhalten, und nicht selten beinhalten sie Räucherungen. Während Liebestränke in der fantastischen Literatur vom »Sommernachtstraum« bis »Harry Potter« die verhexte Person besessen werden lassen, durchaus gegen ihren bewussten Willen, wirken Liebesräucherungen auf andere Weise. Hier geht es darum, eine Atmosphäre zu schaffen, die es den Partnern erleichtert, sich auf ihre Gefühle – und aufeinander – einzulassen. Einige der Pflanzen wirken schon allein symbolisch, etwa die Rose, bei anderen ist es der betörende Duft, etwa Patchouli, der uns in Stimmung versetzt. So wie unser Körpergeruch von unserem Gemütszustand und unserem Hormonspiegel abhängt, können Düfte andersherum auf Gemüt und Hormone einwirken. So verwundert es kaum, dass in einigen traditionell für Liebesräucherungen eingesetzten Räucherstoffen inzwischen Phytohormone oder die Hormone beeinflussende Inhaltsstoffe entdeckt wurden.

Für eine Liebesräucherung eignen sich Räucherstoffe, die

- das Herz öffnen und den Beteiligten helfen, sich einzulassen – auf sich selbst und auf den anderen,
- emotionale Blockaden lösen,
- sinnlich stimmen und eine erotische Atmosphäre schaffen,
- die Hormone ins Gleichgewicht bringen oder ihnen einen Schubs in die richtige Richtung geben,
- körperlich und seelisch entspannen, denn Stress ist der größte Lustkiller.

heimisch: Birke, Frauenmantel, Gänseblümchen, Goldrute, Hopfen, Labkraut, Mädesüß, Quitte, Rose, Rosmarin, Süßgras
exotisch: Adlerholz, Benzoe, Copaiva, Guggul, Kardamom, Labdanum, Myrte, Nelke, Patchouli, Sandelholz, Styrax, Tonka, Vetiver, Zimt

Ein Universalkraut in Sachen Liebeszauber ist der Rosmarin: Er wirkt aphrodisierend, sinnlich und anregend und öffnet das Herz. Frauenmantel kann einzeln als Liebesräucherung verräuchert werden. Süßgras, unters Kopfkissen gelegt, soll die Liebeslust wecken, während Goldrute die Beziehung heilt. Guggul wirkt ausgleichend, schafft eine harmonische Atmosphäre (auch im Büro, bei Familienfeiern) und reinigt nach Streit.

Räuchermischungen

Liebe leben

Sandelholz rot, Rose, Holunder, Wacholder, Thymian, Kardamom, Mastix

Liebesnacht

Frauenmantel, Mädesüß, Rose, Myrte, Styrax

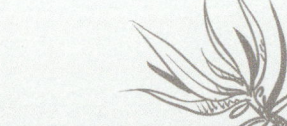

Sinnlichkeit
Lavendel, Iris, Myrte, Rosmarin, Quitte, Rose, Styrax, Benzoe
Erotik
Mädesüß, Myrte, Labkraut, Labdanum, Quitte, Tonka, Styrax, Benzoe
Aphrodisiakum
Zimt, Sandelholz rot und weiß, Vetiver, Guggul, Assa foetida (Asant), Rosmarin, Rose, Styrax

Rituale

Tatsächlich sind wir selbst oft das größte Hindernis in Sachen Liebe, und dies gilt für das Finden eines Partners bzw. einer Partnerin, für den Erhalt einer Partnerschaft und auch für die sexuelle Aktivität. Deshalb sollte bei Liebesproblemen der erste Schritt sein, mit sich selbst, den eigenen Gefühlen, Blockaden und Glaubenssätzen ins Reine zu kommen.

Selbstliebe entwickeln

Nehmen Sie sich nun Zeit für sich und Ihr Herz. Selbstfürsorge ist der erste Schritt zur Selbstannahme. Bereiten Sie zunächst den Raum vor. Suchen Sie sich ein gemütliches Plätzchen, an dem Sie für einige Zeit ungestört sind. Vielleicht möchten Sie auf dem Tisch oder dem Hocker, auf dem Sie Ihre Räucherschale platzieren werden, ein paar Gegenstände aufstellen, die Sie an das erinnern, was Sie lieben: eine Topfpflanze, einen Blumenstrauß, ein Stofftier, das Bild Ihrer Eltern, Kinder oder Haustiere. Bereiten Sie Ihre Räucherutensilien vor, indem Sie eine Mischung oder einzelne Stoffe auswählen. Geeignet sind hierfür entspannende, beruhigende, tröstende und herzöffnende Räucherstoffe.

Wenn Sie so weit sind, entzünden Sie die Kohle, warten Sie achtsam, bis sie glimmt, und legen Sie die erste Portion Rauchgut auf. Atmen Sie den Rauch ein, und fühlen Sie, wie er sie durchdringt, wie er Ihr Herz berührt. Stellen Sie sich nun vor, wie zusammen mit dem Duft Liebe in Sie hereinströmt, in all Ihre Körper, auf allen Ebenen. Spüren Sie in sich hinein, ob es dichte oder enge Stellen in Ihnen gibt, die der Rauch, die die Liebe nicht durchdringen kann.

Baden Sie diese im Wohlgeruch, und stellen Sie sich vor, wie sie langsam weich werden und sich auflösen. Atmen Sie in die Stellen ein, und atmen Sie aus, was sich löst. Es ist in Ordnung, wenn dies langsam geschieht oder nicht auf einmal. Sie haben Zeit, und es ist ein Zeichen von Selbstliebe, sich diese Zeit zu geben! Möchten sich einige Stellen nicht lösen, so sagen Sie ihnen in Gedanken oder laut: »Es ist okay, dass du da bist. Ich sehe dich. Ich liebe mich, wie ich bin.« Wenn Sie so weit mit Liebe angefüllt sind, wie es heute möglich ist, dann bedanken Sie sich bei sich selbst und bei den Pflanzen, die Ihnen geholfen haben. Vielleicht möchten Sie, wenn noch Restglut da ist, nun eine segnende Mischung auflegen. Lassen Sie Ihr Ritual ausklingen, und wiederholen Sie es nach Bedarf.

Paar-Ritual

Nehmen Sie sich zu zweit Zeit für dieses Ritual, suchen Sie sich einen schönen Ort, und kommen Sie zur Ruhe. Bereiten Sie Ihre Räucherutensilien und vor allem die Räuchermischung vor. Sie können sie gemeinsam zusammenstellen, entweder, indem Sie abwechselnd Räucherstoffe aussuchen oder zusammen erkunden, welche Düfte Ihnen beiden zusagen. Natürlich können Sie auch eine bewährte oder fertige Mischung verwenden. Schön wäre es, wenn sowohl eher weibliche als auch eher männliche Aromen vertreten sind, z. B. Rose und Zeder.

Entzünden Sie die Kohle, warten Sie, bis sie glimmt, und legen Sie Ihre Mischung auf. Einer von Ihnen beginnt und hält die Räucherschale auf Herzhöhe zwischen Sie beide. Atmen Sie den Duft des Räucherwerks ein. Vielleicht möchten Sie formulieren, was Sie an dem anderen schätzen oder sich von ihm wünschen. »Nehmen« Sie dann jeweils eine Portion Rauch mit der Hand, und baden Sie einen Körperteil Ihres Partners nach dem anderen darin. Räuchern Sie hoch bis über den Kopf, streichen Sie die Arme entlang, und vergessen Sie nicht die Sohlen der Füße. Verweilen Sie an jedem Körperteil so lange, wie es sich richtig und gut anfühlt.

Anschließend legen Sie eine weitere Portion Ihrer Räuchermischung auf und wechseln die Rollen. Visualisieren Sie, wie der Rauch alle störenden Energien wegträgt, auch Ihr Inneres reinigt und Sie zusammen in eine lichtvolle Wolke einhüllt.

Lassen Sie die Kohle verglimmen. Ob Sie das Ritual ausklingen lassen, indem Sie sich gemeinsam entspannen oder zu anderen partnerschaftlichen Aktivitäten übergehen, ist Ihnen überlassen …

Loslassen

⇨ Abschied ⇨ Trauer/Sterbebegleitung ⇨ Neubeginn und Übergang
⇨ Akzeptanz

Loslassen ist ein weniger eng gefasstes Thema als das Abschiednehmen. Abschied beinhaltet immer ein Ende, dass etwas unwiederbringlich oder zumindest für eine Zeit aus dem Leben verschwindet. Er ist ein Einschnitt: Etwas hört auf oder geht, etwas Neues kommt oder beginnt. Loslassen kann bedeuten, unsere Anhaftungen zu lösen, jemandem oder etwas Freiheit zu geben oder auch sich selbst frei von gewissen Gedanken oder Gewohnheiten zu machen. Loslassen kann in einem Moment geschehen: Indem Sie sich entscheiden, diesen einen Gedanken jetzt ziehen zu lassen, dieser Begebenheit jetzt keinen Einfluss mehr auf Ihr Leben einzuräumen, diesem Gefühl jetzt kein Gewicht zu geben. Wir können das, was uns beschäftigt oder beeinträchtigt hat, abschütteln – vielleicht auch nur für den Moment.

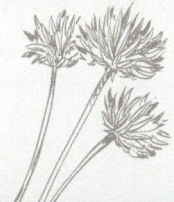

Beim Loslassen helfen Räucherstoffe, die

- gelassen machen,
- entkrampfen,
- das Herz öffnen,
- Stress und Nervosität lindern,
- das Gedankenkarussell stoppen und aufatmen lassen.

heimisch: Beifuß, Eisenkraut, Esche, Fichte, Goldrute, Holunder, Hopfen, Iris, Kamille, Labkraut, Lärche, Lavendel, Mädesüß, Rose, Rosmarin, Schafgarbe, Süßgras
exotisch: Benzoe, Dammar, Guggul, Opoponax, Sandelholz weiß, Styrax, Tonka, Zeder

Räuchermischungen

Loslassen I
Labdanum, Guggul, Styrax, Tonka, Rose, Süßgras
Loslassen II
Beifuß, Anis, Ringelblume, Kamille, Holunder, Kalmus, Lorbeer, Rose

Ritual

Das folgende Ritual kann helfen, sich von Gedanken, Gefühlen oder Glaubenssätzen frei zu machen.

Gefühle ziehen lassen

Nehmen Sie sich ein wenig Zeit, sich zu sammeln, zu zentrieren und bei sich selbst anzukommen. Bereiten Sie Ihre Räucherutensilien vor. Schreiben Sie nun das, was Sie loslassen möchten, auf ein kleines Stück Papier. Alternativ können Sie sich überlegen, welche Ihrer Gedanken und Gefühle – die Angst vor Veränderung, Einsamkeit oder allgemein der Zukunft, der Ärger über den Kollegen oder den Wäscheberg daheim – Sie loslassen möchten, und diese auf Papier festhalten. Nehmen Sie lieber mehrere kleine Zettel als einen großen.

Wenn Sie so weit sind, entzünden Sie die Kohle. Sobald sie glimmt, können Sie die erste Portion Räucherstoff auflegen. Atmen Sie den Duft ein, spüren Sie in sich hinein, und fühlen Sie, was Sie fühlen. Wenn Sie bereit sind, dann legen Sie Ihren ersten Zettel zusammen mit einer weiteren Portion Räucherstoff auf die Kohle. Sehen Sie dabei zu, wie das Papier verbrennt, und visualisieren Sie, wie sich gleichzeitig die Energien, die es repräsentiert, auflösen. Es kann hilfreich sein, dies laut auszusprechen: »Ich lasse mein Gefühl von … los, jetzt.«

Die Trauer, die Angst, die Ungewissheit, die Wut, die Eifersucht – sie alle verbrennen zusammen mit dem Räucherwerk. Legen Sie nacheinander alle weiteren Zettel mit einer neuen Prise Ihrer Räuchermischung auf, bis alle verbrannt sind. Spüren Sie noch einmal nach, ob es in Ihnen noch etwas loszulassen gibt. Wenn Sie das Gefühl haben, fertig zu sein, können Sie zum Abschluss eine segnende Räuchermischung auflegen. Entspannen Sie, und danken Sie sich selbst für Ihren Mut, dieses Ritual durchzuführen.

Meditation und Innenschau

⇨ Gebet und Anrufung ⇨ Klarheit

Nachdem die Hippies in den 1960er-Jahren zeitgleich Yoga, Meditation und Räucherstäbchen, gern mit viel Patchouli, aus Indien importiert hatten, haben sich diese Praktiken in den Gedanken und Vorstellungen vieler Europäer fast untrennbar miteinander verknüpft. Tatsächlich ist das Räuchern zu sakralen Zwecken, wozu auch die Innenschau gehört, eine alte und nahezu universale Praktik. Kaum ein Tempel, kaum eine Religion ohne ihren heiligen Rauch. Dabei enthielt dieser früher oftmals verschiedene halluzinogene Pflanzen, die tiefe Trancen und eine innere und äußere Bilderflut auslösten. Heute, wo die traditionellen Zeremonien und Riten vergessen sind und es keine Anleitung durch erfahrene Priester oder Schamanen gibt (jedenfalls bei uns), ist die Verwendung von ausdrücklich psychoaktiven Räucherstoffen nicht zu empfehlen. Aber es gibt genug harmlosere Pflanzen, die es uns erleichtern, in einen kontemplativen Zustand oder eine Trance zu fallen, sodass wir Ruhe finden und offen für innere Bilder werden.

Räucherstoffe begünstigen Meditation, wenn sie
- den Geist beruhigen,
- den Körper und die Muskeln entspannen,
- den Kopf erfrischen und »fliegen lassen«,
- das Unterbewusstsein öffnen.

heimisch: Alant, Beifuß, Eisenkraut, Iris, Kamille, Kiefer, Königskerze, Minze, Rose
exotisch: Adlerholz, Copal weiß, Dammar, Elemi, Guggul, Gummi arabicum, Kampfer, Labdanum, Lorbeer, Mastix, Myrte, Narde, Opoponax, Palo Santo, Patchouli, Sandarak, Sandelholz weiß, Weihrauch, Zeder

Es wird manchmal empfohlen, bei der Meditation körperlich anregende Düfte sowie besonders schwere und intensive Düfte (wie Patchouli) zu meiden. Probieren Sie aus, was bei Ihnen funktioniert. Weißes Sandelholz ist in jedem Fall ein guter Räucherstoff, den die meisten Menschen vertragen. Vergessen Sie nicht, dass sich unser Körper konditionieren lässt. Haben Sie einmal einen guten Duft, eine für Sie angenehme Mischung gefunden, dann kann es sinnvoll sein, bei dieser zu bleiben.

Schnell wird der Geruch mit dem Bewusstseinszustand verknüpft, sodass allein das Riechen der Mischung das Gehirn auf die anstehende Meditation einstimmt.

Räuchermischungen
Meditation heimisch
Holunder, Kamille, Styrax, Süßgras, Rose, Lavendel, Kiefer
Meditation exotisch
Weihrauch, Benzoe, Zeder, Vetiver, Gummi arabicum

Muskelverspannungen

Mangelnde oder einseitige Bewegung und besonders das viele Sitzen in ungesunder Haltung haben Muskelverspannungen zur Volkskrankheit gemacht. Innere Anspannung und Stress verstärken sie noch. Halten die Verspannungen länger an, so neigt man dazu, Schonhaltungen einzunehmen, was wiederum dazu führt, dass die Gelenke sich ungleich abnutzen. Orthopäden empfehlen dann den Besuch eines Fitnessstudios zum Muskelaufbau – nur: Verspannte Muskeln bauen sich nicht nur schlecht auf, sondern werden auch noch umso verspannter, wenn sie strapaziert werden. Entspannung sollte hier der erste Schritt sein. Hilfreich neben Dehnübungen oder Yoga und jeder Form natürlicher Bewegung sind Einreibungen und Massagen mit ätherischen Ölen sowie Wärmeanwendungen. Eine Räucherung verbindet die heilende Wirkung der Pflanzen mit der Wärme. Atmen Sie den Rauch nicht nur ein, sondern baden Sie Ihren Körper in ihm.

Bei starken Verspannungen können Sie, wie bei Rheuma empfohlen, einen Räucherschemel benutzen, der eine durchbrochene Sitzfläche hat, unter der die Räucherschale platziert wird. Mit einer Decke umhüllt, wird der ganze Körper vom Rauch erwärmt.

Möglich ist es auch, ein Tuch mit dem Rauch zu »tränken« und es dann auf verspannte Muskelpartien aufzulegen. Versuchen Sie zudem das Räuchern der Reflexzonen von Füßen und Händen.

Bei Muskelverspannung helfen Räucherstoffe, die
- durchblutungsfördernd sind,
- wärmen,
- entspannen.

heimisch: Beifuß, Eisenkraut, Hopfen, Johanniskraut, Kamille, Kiefer, Lärche, Lavendel, Rosmarin
exotisch: Ingwer, Kampfer, Nelke, Palo Santo, Zimt, Zypresse

Räuchermischung
Entspannung für den Körper
Lavendel, Rosmarin, Hopfen, Weihrauch, Mastix

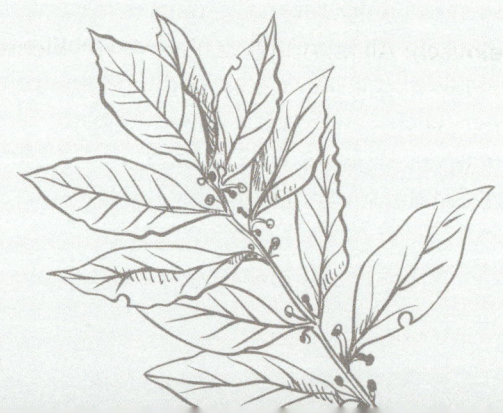

Mut und Selbstbewusstsein

⇨ Energie und Lebenskraft ⇨ Abschied ⇨ Loslassen ⇨ Neubeginn und Übergang ⇨ Angst und Nervosität

Mutig zu sein, bedeutet nicht, frei von Ängsten zu sein: Der Mutige handelt trotz seiner Ängste. Er lässt sich nicht beirren, glaubt an sich selbst und einen guten Ausgang dessen, was er sich vorgenommen hat. Zu oft verharren wir in Situationen, die uns nicht (mehr) guttun – dem Job, in dem wir uns nicht wohlfühlen, der Ehe, die längst zerbrochen ist, der Wohnung, die zu groß für uns ist –, weil wir die Veränderung fürchten. Eigentlich kann das Neue nur besser sein, aber trotzdem scheint das Ungewisse bedrohlicher als die momentane Situation. Vielleicht gibt es berechtigte Bedenken, aber wenn wir an uns und unsere Fähigkeiten glauben, dann meistern wir die verschiedensten Herausforderungen. Umso besser, wenn wir in uns die Abenteuerlust wecken können!

Räucherstoffe, die helfen, Mut zu fassen und selbstbewusst zu werden, sind die, die
- den Geist klären und fokussieren,
- Tatkraft und Energie geben,
- helfen, Abschied zu nehmen und einen Neubeginn zu wagen.

heimisch: Alant, Angelika, Eisenkraut, Fichte, Goldrute, Kiefer, Königskerze, Lärche, Meisterwurz, Rosmarin, Salbei, Thymian, Wacholder
exotisch: Galgant, Kalmus, Kampfer, Myrrhe, Nelke, Styrax, Weißer Salbei, Zeder

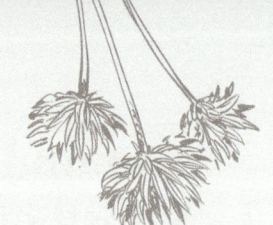

Räuchermischungen

Selbstvertrauen

Thymian, Minze, Alant, Salbei, Fichte, Weihrauch

Vertrauen ins Leben

Rose, Königskerze, Dammar, Alant

Als Ritual eignet sich »Neuland betreten«, wie es im Folgenden unter »Neubeginn und Übergang« beschrieben ist.

Neubeginn und Übergang

⇨ Abschied ⇨ Loslassen ⇨ Frauenthemen

Neubeginn und Abschied gehören untrennbar zusammen. Während bei einem Ritual des Abschieds die Trauer und der Verlust im Vordergrund stehen, es darum geht, mit etwas abzuschließen, feiert ein Ritual des Neubeginns das Abenteuer des Neuen und begrüßt uns in unserem nächsten Lebensabschnitt. Hier werden Freude, Zuversicht und Hoffnung betont. Solche Rituale können alle Übergangsphasen begleiten: den Job- oder Schulwechsel, einen Umzug, die Volljährigkeit oder Pensionierung. Übergänge sind ein natürlicher Bestandteil des Lebenszyklus, und in allen Kulturen gibt es feste und wichtige Rituale, die sie begleiten. Auch bei uns werden bestimmte Ereignisse im Leben groß gefeiert – denken Sie an Hochzeit, Taufe, Einschulung etc. In anderen Kulturen kommen hierzu noch die Initiationen, in denen Jungen in den Kreis der Männer und Mädchen in den Kreis der Frauen eintreten.

Um einen Neubeginn oder Übergang zu feiern und zu unterstützen, eignen sich Räucherstoffe, die

- Mut und Zuversicht geben,
- energetisieren und stärken,
- heiter und freudig stimmen,
- helfen, sich zu öffnen und einzulassen,
- erden und Standfestigkeit geben,
- Segen für den neuen Lebensabschnitt geben.

heimisch: Alant, Beifuß, Birke, Eiche, Eisenkraut, Esche, Frauenmantel, Goldrute, Hopfen, Iris, Lavendel, Lärche, Mädesüß, Minze, Quitte, Rosmarin, Schafgarbe, Wacholder, Ysop
exotisch: Adlerholz, Anis, Cedar, Copal gold, Dammar, Elemi, Lorbeer, Myrrhe, Palo Santo, Sandelholz weiß, Weißer Salbei, Zeder

Räuchermischungen

Innere Freiheit und neue Energie
Rose, Eisenkraut, Beifuß, Myrrhe, Süßholz, Sandelholz, Weihrauch, Menthol, Orange
Selbstvertrauen und Zuversicht
Rose, Dammar, Alant, Beifuß, Benzoe
Neubeginn
Zimt, Zeder, Benzoe, Holunder, Copal gold

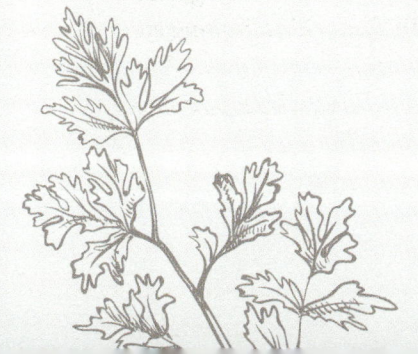
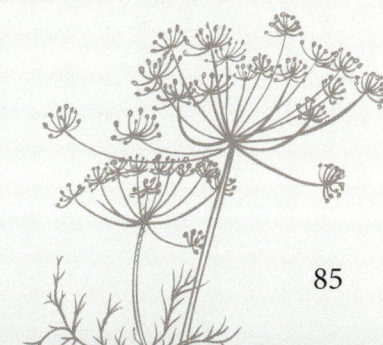

Ritual

Neuland betreten

Beginnen Sie das Räucherritual, indem Sie sich erden und zentrieren, wie es für Sie gerade passt. Bereiten Sie die Räucherutensilien vor, und wählen Sie Ihre Räucherstoffe. Wenn Sie keine fertige Mischung verwenden, dann überlegen Sie, ob Sie eher Mut und Selbstvertrauen für den nächsten Schritt brauchen oder Glück und Erfolg, und wählen Sie Ihre Zutaten entsprechend. Wenn Sie möchten, dann legen Sie zwei kleine Teppiche (Stoffstücke, flache Kissen, Tischsets) oder einen Schal in einer waagerechten Linie vor sich aus.

Entzünden Sie nun die Kohle, und legen Sie, sobald sie glimmt, die erste Portion Räuchergut auf. Halten Sie die Schale in der Hand, und atmen Sie den Rauch ein. Spüren Sie dabei, wie neuer Mut … Zuversicht … Vertrauen in Sie selbst und die Zukunft … Segen … oder die Vorfreude auf ein Abenteuer Sie durchströmen. Nehmen Sie den Boden vor sich bewusst wahr, und stellen Sie sich auf den ersten Teppich (oder vor die Grenze, die der ausgelegte Schal bildet). Dies ist Ihre jetzige Situation oder Stellung im Leben. Spüren Sie hinein.

Wenn Sie so weit sind, dann machen Sie einen großen, bewussten Schritt über die Grenze oder auf den zweiten Teppich. Vielleicht möchten Sie in Gedanken oder laut sagen: »Ich lasse das Alte hinter mir und beginne nun voller Zuversicht neu.« Atmen Sie den Rauch ein, und lassen Sie seine Energie in diese neue Situation einströmen. Begrüßen Sie sich selbst und Ihren neuen Platz im Leben. Wenn Sie möchten, dann bitten Sie um Segen. Danken Sie sich für Ihren Mut, und schließen Sie Ihr Räucherritual wie gewohnt ab, indem Sie die Kohle verglimmen lassen und sich entspannen.

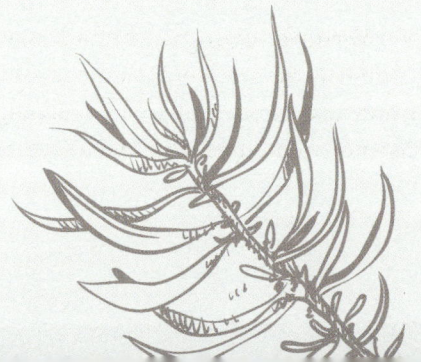

Reinigung

⇨ Schutz

R einlichkeit ist den meisten Menschen und Tieren ein Grundbedürfnis. Selbstverständlich und instinktiv werden Körper und Nest sauber gehalten. Körper und Kleidung werden gewaschen, Geschirr gespült, Fenster und Toiletten geputzt. Sichtbarer und weniger sichtbarer Schmutz und Ungeziefer werden entfernt. Außer diesem physischen Schmutz gibt es aber auch noch die energetischen oder feinstofflichen Verunreinigungen – und von diesen säubern wir uns zu selten. Energetische Altlast ist nicht sichtbar oder für unsere anderen vier Sinne wahrnehmbar, sondern nur für unsere »hellen Sinne«. Bei den meisten Menschen sind diese Klarsinne leider verkümmert, und so ist unser Wissen oder unser Instinkt, dass wir uns auch feinstofflich reinigen sollten, vergessen. Dabei sammeln wir feinstoffliche Verunreinigungen – Fremdenergien – ebenso leicht an wie physischen Schmutz.

Zu diesen Fremdenergien gehören unter anderem:
- die Energien unserer eigenen Gedanken und Gefühle,
- die Energien der Gedanken und Gefühle anderer,
- Energien, die unserer Wohnung und Einrichtung von vorherigen Besitzern (lebenden wie verstorbenen) anhaften,
- erdgebundene Seelen, Naturwesen und andere feinstoffliche Entitäten (»Geister«),
- Erdstrahlung, Wasseradern und Elektrosmog.

Als »Verunreinigung« empfinden wir dabei Energien, die niedrig schwingen, die destruktiv oder unangenehm sind. Streit, Wut, Angst, Suchtdruck, Neid, Mangel usw. erzeugen Frequenzen, die uns belasten, während wir Räume und Menschen, in denen Zufriedenheit, Liebe und

Glück vorherrschen, als angenehm und wohltuend empfinden. Fremdenergien können sich an uns selbst haften oder sich im Raum befinden. Nicht ohne Grund sagen wir, dass »etwas in der Luft liegt« oder nach einem Streit »dicke Luft herrscht«. Sensible Menschen können diese Energien sehr deutlich und differenziert wahrnehmen.

Wenn in der Volksmagie von »bösen Geistern«, »Dämonen« oder »Zaubern« die Rede ist, dann kann dies als eine Versinnbildlichung der oben genannten Energien verstanden werden. Gedanken, Worte und Taten erschaffen Energie, und geschahen sie in böser Absicht, so kommt die Wirkung der eines bösen Zaubers gleich. Auch wenn es keine Flüche sind, die aktiv gegen uns gerichtet wurden, können wir doch oft unterschwellig die schlechte Laune eines Mitmenschen gleich einer schwarzen Wolke spüren.

Ähnlich verhält es sich mit der Abwehr von Krankheiten. Obgleich bereits in der Antike Hippokrates krank machende Stoffe in der Luft (»Miasmen« oder Verunreinigungen) beschrieben hatte, wurde der eindeutige Zusammenhang zwischen Mikroorganismen und Infektionskrankheiten erst 1876 von Robert Koch nachgewiesen. Mangels dieses Wissens waren es im Volksglauben eben die Hexen, die jemandem eine Krankheit auf den Hals schickten, oder Dämonen, die das Vieh befallen hatten. Krankheitserreger (Einzeller, Bakterien, Viren und Pilzsporen) liegen zwischen den energetischen und physischen Verunreinigungen – materiell vorhanden, aber eben für die Sinne nicht wahrnehmbar. Es ist nicht verwunderlich, dass diejenigen Heilpflanzen, die gegen den bösen Blick oder zur Dämonenabwehr eingesetzt wurden, sich heute als antibakteriell, desinfizierend oder keimtötend herausgestellt haben.

Eine Reinigungsräucherung soll also eine Klärung der Atmosphäre, eines Gegenstands oder der Aura einer Person von Spannungen, niedrig schwingenden Energien, bösen Geistern und Krankheitserregern bewirken.

Reinigende Räucherstoffe sind die, die
- gute Energien zuführen und so die gesamte Schwingung erhöhen,
- Spannungen reduzieren,
- Dämonen, Hexen und den bösen Blick bannen,
- die Aura pflegen,
- in jeglicher Form keimtötend wirken.

heimisch: Angelikawurzel, Beifuß, Bernstein, Eiche, Erdrauch, Fichte, Goldrute, Labkraut, Mädesüß, Mistel, Rosmarin, Salbei, Thymian, Ysop, Wacholder
exotisch: Asant, Cedar, Copal weiß, Drachenblut, Elemi, Galbanum, Lorbeer, Kampfer, Nelke, Palo Santo, Sandelholz, Sweetgrass, Weißer Salbei, Zeder

Räuchermischungen

Klassische Reinigung
Weißer Salbei, Zeder, Sweetgrass, Copal, Angelika
Starke Reinigung
Erdrauch, Kampfer, Beifuß, Weihrauch
Segen und Wohlgefühl
Myrrhe, Dammar, Iriswurzel, Alant, Lavendel, Orange, Patchouli, Zimt
Neues Heim
Süßgras, Lavendel, Wacholder, Alant

Rituale

Energetische Hausreinigung
Der erste Schritt der Hausreinigung, noch vor dem Räuchern, sollte die physische Reinigung der Wohnräume sein. Staub, Unordnung und Krempel bewirken, dass Energie stagniert, und wo der Energiefluss ins Stocken gerät, da lagern sich Fremdenergien an. Je sauberer das physi-

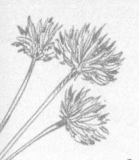

sche Haus ist, desto weniger störende Energie kann sich darin aufhalten. Ist die Wohnung oder das Haus so sauber und aufgeräumt, wie es im Moment gerade möglich ist, kann das Räucherritual durchgeführt werden. Wichtig dabei: Fenster öffnen. So wie Krankenzimmer gut gelüftet werden sollten, damit die keimbelastete Luft entweichen kann, so sollte auch bei (in jedem Fall jedoch nach) der Hausreinigung wenigstens ein Fenster geöffnet werden, sodass das, wovon die Räume gereinigt werden sollen, auch einen Weg hat, zu verschwinden.

Beginnen Sie das Räucherritual, indem Sie sich sammeln, erden und zentrieren, wie es für Sie passend ist. Je stabiler und ausgeglichener Sie sind, desto erfolgreicher wird die Reinigung sein. Sollten Sie sehr gestresst oder emotional sein, empfiehlt es sich, mit einer Selbstreinigung anzufangen. Setzen Sie Ihre Intention, laut ausgesprochen oder mental (z. B. »Ich wünsche, mein Haus von allen störenden Einflüssen zu reinigen«). Bereiten Sie dann Ihre Räucherutensilien und vor allem die Räuchermischung vor, indem Sie entweder eine bewährte oder auch fertige Mischung nehmen oder intuitiv Räuchermittel für dieses spezielle Ritual auswählen. Kräuter verbrennen schnell und entwickeln viel Rauch, deshalb sollte die Mischung harzreich sein oder die Kohle mit einer Schicht Sand bedeckt werden, um die Hitze zu reduzieren.

Wenn die Räuchermischung glimmt, kann die eigentliche Reinigung beginnen. Gehen Sie mit der Räucherschale durch alle Zimmer, die zu Ihrem Wohnbereich gehören. Es gibt keine feste Regel, dass Sie unten anfangen und nach oben weitergehen müssen, aber diese Vorgehensweise hat sich bewährt. In jedem Fall ist es nützlich, eine bestimmte Laufrichtung festzulegen, damit kein Raum übersehen wird. Gehen Sie in jedes Zimmer, und fächeln Sie den Rauch gründlich in alle Ecken und Nischen. Folgen Sie hierbei Ihrem Bauchgefühl: Vielleicht fühlen sich einige Ecken dichter oder dunkler an als andere, vielleicht verändert sich die Weise, wie der Rauch aufsteigt. Räuchern Sie so lange, wie es Ihnen richtig scheint. Dabei kann die Intention still oder wie ein Mantra oder Gebet wiederholt werden.

Sind alle Räume ausgeräuchert, sollten ein oder mehrere Fenster geöffnet werden, wenn dies nicht schon zu Beginn geschehen ist, damit die alte Energie zusammen mit dem Rauch entweichen kann. Bedanken Sie sich bewusst bei den Pflanzen, die sich Ihnen zur Verfügung gestellt haben. Wenn Sie möchten, können Sie nun ein Energiespray oder einfach Wasser versprühen, um die in der Luft schwebenden Partikel zu binden. Nun können Sie die Kohle verglimmen lassen.

Vielleicht möchten Sie die restliche Glut auch nutzen, um eine weitere Mischung aufzulegen. Bei der Reinigung wird, je nach verwendeten Räucherstoffen, mehr oder weniger gründlich der Raum von Energie geleert. Einige Räucherstoffe unterscheiden nicht zwischen guten und belastenden Energien und putzen alles weg. Damit in dieses Energievakuum nicht gleich wieder Unerwünschtes einzieht, ergibt es Sinn, es mit einer weihenden und segnenden Räucherung oder einer, die einfach glücklich und fröhlich stimmt, zu füllen. Wenn Sie z. B. ein spirituelles Ritual bei sich zu Hause planen oder wissen, dass Sie dazu neigen, unbewusst »Geister« einzuladen, können Sie danach noch eine Schutzräucherung vornehmen, um die guten Energien im Raum zu halten.

Lassen Sie das Ritual ausklingen, indem Sie in das neue Raumgefühl hineinspüren und sich vielleicht mit einer Tasse Tee entspannen.

Energetische Selbstreinigung

Beginnen Sie das Räucherritual, indem Sie sich sammeln, erden und zentrieren, wie es für Sie passend ist. Vielleicht möchten Sie eine Intention aussprechen oder still denken, z. B.: »Ich wünsche, meinen Körper auf allen Ebenen von störenden Einflüssen zu befreien.« Bereiten Sie Ihre Räucherutensilien und vor allem die Räuchermischung vor, indem Sie entweder eine bewährte oder auch fertige Mischung nehmen oder intuitiv Räuchermittel für dieses spezielle Ritual auswählen.

Wenn die Räuchermischung glimmt, kann die eigentliche Reinigung beginnen.

Für den Ablauf der Selbstreinigung gibt es keine feste Regel, aber generell sind zwei Vorgehensweisen möglich:

Variante 1: Stellen Sie die Räucherschale mit dem glimmenden Räuchergut auf den Boden, und stellen Sie sich darüber, sodass der Rauch von unten nach oben über Ihren Körper zieht und ihn badet. Visualisieren Sie dabei, wie er alle störenden Energien mit sich wegträgt und auch das Innere Ihres Körpers reinigt.

Variante 2: Halten Sie die Räucherschale auf Herzhöhe in der Hand, und atmen Sie den Duft des Räucherwerks ein. Fächeln Sie sich dann den Rauch zu, oder »nehmen« Sie eine Portion Rauch mit der Hand, und baden Sie einen Körperteil nach dem anderen damit. Räuchern Sie hoch bis über den Kopf, streichen Sie Ihre Arme entlang, und vergessen Sie nicht die Sohlen Ihrer Füße. Wenn Sie dieses Ritual gemeinsam mit einer anderen Person machen, dann räuchern Sie sich gegenseitig ab, oder lassen Sie sich zumindest die Körperrückseite vom anderen reinigen. Verweilen Sie an jedem Körperteil so lange, wie es sich richtig und gut anfühlt. Wie bei der Hausreinigung kann es sein, dass sich einige Körperstellen schwerer, dichter oder dunkler anfühlen und mehr Rauch benötigen. Visualisieren Sie, wie der Rauch störende Energien wegträgt und wie er auch Ihr Inneres reinigt.

Spüren Sie in sich hinein, ob alle Bereiche Ihres Körpers sich angenehm anfühlen. Jetzt können Sie sich bei den Pflanzen bedanken, die Ihre Essenz zur Verfügung gestellt haben. Lassen Sie die Kohle verglimmen. Vielleicht möchten Sie die restliche Glut auch nutzen, um eine weitere Mischung aufzulegen. Wie bei der Hausreinigung kann es sinnvoll sein, nach der Reinigung den Körper zu schützen und mit guten Energien zu versehen, indem eine oder zwei weitere Räuchermischungen aufgelegt werden. Lassen Sie das Ritual ausklingen, indem Sie sich entspannen, etwas Musik hören oder eine Tasse Tee trinken.

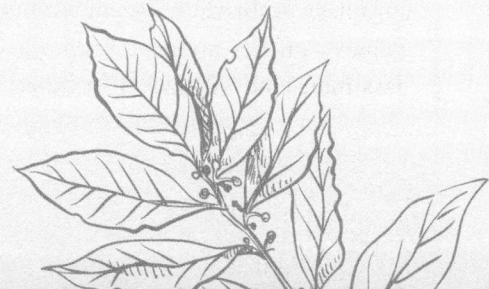

Frage: Muss ich bei einer Hausreinigung eine bestimmte Richtung einhalten?

Antwort: Hier gibt es so viele Anleitungen wie Traditionen. Manche Lehrer empfehlen die Hausreinigung von unten nach oben, also vom Keller zum Dachgeschoss, manche genau umgekehrt. Einige empfehlen, im Uhrzeigersinn zu laufen, andere bevorzugen zum Bannen von Energien den Gegenuhrzeigersinn, und wieder andere laufen sternförmig. Als Anfänger ist es sinnvoll, erst einmal einer Anleitung zu folgen und dabei auf das eigene Bauchgefühl und die Intuition zu achten.

Frage: Und wie ist das bei der Selbstreinigung?

Antwort: Auch bei der Selbstreinigung gibt es nicht die eine richtige Weise, sich abzuräuchern. Gern beginnt die Räucherung in Herzhöhe – weil dies die natürliche und angenehmste Höhe ist, die Räucherschale zu halten, besonders, wenn noch Rauchgut aufgestreut wird. Dies ist außerdem ein guter Moment, sich noch einmal zu sammeln und die Intention zu setzen. Danach können Sie entweder zu den Füßen und dann nach oben oder zum Kopf und dann nach unten räuchern – hier sollten Sie sich auf Ihr eigenes Gefühl verlassen und schauen, was wo wie lange gebraucht wird.

Frage: Muss oder sollte ich immer dieselbe Räuchermischung verwenden?

Antwort: Jein. Generell ist es so, dass ein Teil der Wirkung von Ritualen auf Konditionierung beruht. Wenn wir regelmäßig eine bestimmte Pose einnehmen, ein bestimmtes Kleidungsstück anziehen, eine bestimmte Handlung an einem bestimmten Ort vornehmen, assoziieren wir dies mit einem spezifischen Bewusstseins- oder Gemütszustand. Da Düfte direkt auf unser limbisches System wirken, ist der Effekt beim Räuchern noch größer. Auf der anderen Seite gilt in der Pflanzenheilkunde die Regel, dass man eine Pflanze nicht länger als sechs Wochen anwenden sollte, da sonst ein Gewöhnungseffekt eintritt und die Heilwirkung nachlässt. Deshalb kann es bei körperlichen Beschwerden wegen der pharmakologischen Wirkung sinnvoll sein, die Bestandteile der Mischung zu verändern, während es für eher rituelle Zwecke und eine energetische Wirkung vorteilhafter ist, bei einer Mischung – oder einer Hauptgeruchskomponente – zu bleiben.

Frage: Warum soll ich den Rauch nicht pusten?

Antwort: Gerade bei Schutz- und Reinigungsräucherungen vertrauen wir auf die Essenz und Energie der Pflanzen. Unser Atem trägt jedoch unsere eigene Energie und würde den Reinigungseffekt stören. Letztlich füllen wir durch unseren Atem den Raum mit unserer eigenen Energie an.

Rauhnächte

⇨ Jahreskreisfeste ⇨ Divination/Zukunftsschau ⇨ Ahnen

Als Rauhnächte bezeichnet man je nach Zählung die Nächte von der Wintersonnenwende am 21. Dezember oder von Weihnachten am 25. Dezember bis zum Dreikönigstag am 6. Januar. In fast allen Kulturen kommt diesem Zeitraum und vor allem der Sonnenwende eine besondere Bedeutung zu. Bei den germanischen und nordeuropäischen Völkern wurde die Sonnenwende als Julfest, Yul oder Mittwinter gefeiert. Im Christentum wurde Weihnachten, die Nacht der Geburt Christi, auf das alte römische Fest zu Ehren des Sonnengottes Sol Invictus gelegt. Im Iran und in Zentralasien feiert man Yalda, und

94

im hinduistischen Indien und Nepal Makar Sankrati. Gemeinsam haben diese Feste, dass mit ihnen die Wiederkehr des Lichts gefeiert wird – wenngleich die kälteste und härteste Zeit des Winters noch bevorsteht. So sind die Rauhnächte eine Zeit der Hoffnung und des Ausblicks auf kommende, lichtere Zeiten.

Feinfühlige Menschen vermögen zu spüren, dass in dieser Zeit die Schleier zur Anderswelt (oder dem Unbewussten) dünner sind als sonst und die Schwelle einfacher überschritten werden kann – von beiden Seiten. So, wie es den feinstofflichen Wesen leichter fällt, zu uns herüberzutreten – man denke an die Wilde Jagd Wotans (Odins im nordischen Gebrauch) oder die Göttin der Unterwelt, die als Hel oder Percht umherzieht –, haben wir weniger Mühe, mit den Jenseitigen Kontakt aufzunehmen, seien es Ahnen oder Gottheiten. In jedem Fall ist dies die Zeit, Altes abzuschließen und zu überlegen, was alles ins neue Jahr mitgenommen werden soll, was wir initiieren möchten und welches Licht wir in uns tragen.

Für die Rauhnächte eignen sich Räucherstoffe, die
- als Schwellenkräuter für das Unbewusste öffnen,
- helfen, Altes loszulassen und einen Neubeginn zu wagen,
- reinigen,
- Licht in die dunkle Jahreszeit bringen,
- im Kräuterbuschen verarbeitet wurden,
- helfen, einen Blick in die Zukunft zu werfen (Divination).

heimisch: Angelika, Beifuß, Fichte, Johanniskraut, Kamille, Kiefer, Lärche, Meisterwurz, Mistel, Tanne, Salbei, Schafgarbe, Süßgras, Wacholder
exotisch: Kampfer, Lorbeer, Myrrhe, Myrte, Styrax, Weihrauch

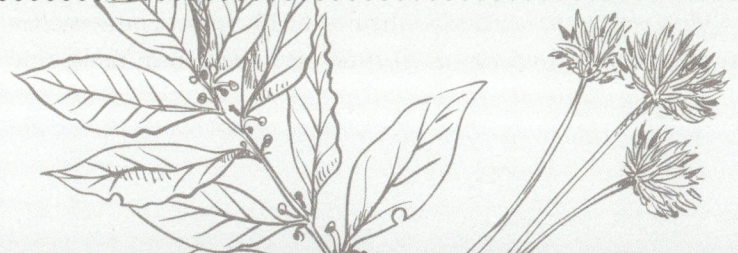

Räuchermischungen

Rauhnächte

Angelika, Fichte (Harz), Beifuß, Lavendel, Eisenkraut, Myrte, Rosmarin, Weißer Salbei, Wacholder

Weihnachten

Tonka, Fichte (Nadeln), Palo Santo, Myrrhe, Zimt

Rituale

Die Vorweihnachts- oder Adventszeit ist, ähnlich wie das Frühjahr, eine Zeit, in der gern ein Großputz der Wohnung vorgenommen wird. Schön ist es, dies mit einem Ritual zu verbinden.

Reinigung und Segnung aller Räume

Beginnen Sie das Räucherritual, indem Sie sich sammeln, erden und zentrieren, wie es für Sie passend ist. Bereiten Sie dann Ihre Räucherutensilien und vor allem die Räuchermischung vor, indem Sie entweder eine bewährte oder auch fertige Mischung nehmen oder intuitiv Pflanzen für dieses spezielle Ritual auswählen. Zu den reinigenden Komponenten können segnende hinzugegeben werden. Sobald die Kohle glimmt, können Sie die erste Portion Ihrer Räuchermischung auflegen. Halten Sie die Räucherschale kurz auf Herzhöhe, und atmen Sie den Duft ein. Formulieren Sie Ihre Intention, und sprechen Sie sie laut oder in Gedanken, z. B.: »Alles Alte, was uns nicht mehr dient, verlasse den Raum – jetzt.« Gehen Sie mit der Räucherschale in jedes Zimmer, und fächeln Sie den Rauch gründlich in alle Ecken und Nischen. Folgen Sie hierbei Ihrem Bauchgefühl: Vielleicht fühlen sich einige Ecken dichter oder dunkler an als andere, vielleicht verändert sich die Weise, wie der Rauch aufsteigt. Räuchern Sie so lange, wie es sich richtig anfühlt. Dabei kann die Intention still oder wie ein Mantra oder Gebet wiederholt werden. Fühlt sich der Raum »leer« an, können Sie eine zweite Intention formulieren: »Licht und Liebe/Segen/Glück und Erfüllung ziehen in diesen Raum ein – jetzt«, und den gereinigten Raum mit guten Energien füllen. Sie können auch erst alle Räume reinigen und in einem zweiten Durchlauf segnen – je nachdem, wie viel Zeit Sie haben und welche Räucherstoffe Sie ausgewählt haben.

Es empfiehlt sich, zumindest während der Reinigungsräucherung ein Fenster zu öffnen, damit die alte Energie zusammen mit dem Rauch entweichen kann. Wenn alle Räume gereinigt und gesegnet sind, bedanken Sie sich bei den Pflanzen, die sich Ihnen zur Verfügung gestellt haben. Wenn Sie möchten, können Sie nun ein Energiespray oder einfach Wasser versprühen, um die in der Luft schwebenden Partikel zu binden.

Schau ins kommende Jahr

Die Rauhnächte sind traditionell Orakelnächte. Die Energien ordnen sich neu, und es fällt leichter als normal, einen Blick über die Schwelle und in die Zukunft zu werfen. Von unseren Vorfahren sind viele Bräuche überliefert, wobei zumindest das Bleigießen (heute meist mit Wachs statt Blei oder Zinn) in der Silvesternacht selbst von wenig abergläubischen Menschen gern praktiziert wird.

Andere Möglichkeiten, in dieser Zeit zu orakeln, sind:

- ein Traumtagebuch zu führen (eine Traumräucherung kann helfen, klarer zu träumen und sich an die Träume zu erinnern),
- auf Zeichen im Außen zu achten – das können Werbeplakate sein, die einem ins Auge springen, eine flüchtige Bemerkung oder ein Tier, das einem über den Weg läuft,
- Karten für das kommende Jahr zu legen oder in jeder Rauhnacht eine Karte für einen Monat des kommenden Jahres zu ziehen. Dabei kann eine Divinationsräucherung (S. 39) unterstützen.

Weitere Ideen und Bräuche finden Sie in den Büchern »Das Geheimnis der Rauhnächte« und »Mein Rauhnacht-Begleiter« von Jeanne Ruland.

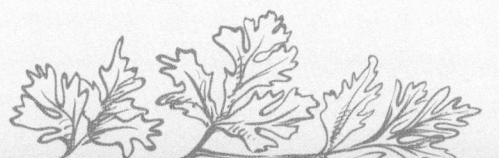

Rheuma

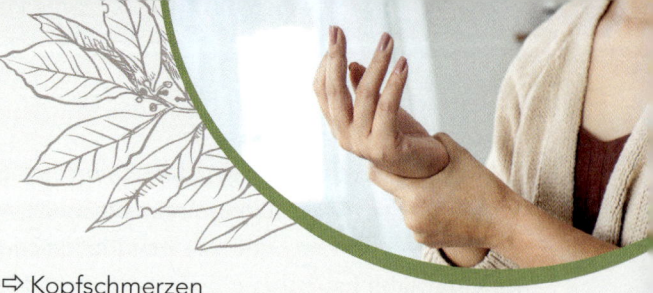

⇨ Muskelverspannungen ⇨ Kopfschmerzen

Wenn wir »Rheuma« hören, dann denken wir zuerst an Gelenkerkrankungen, wie sie im Alter auftreten. Tatsächlich ist Rheuma jedoch ein Überbegriff für unterschiedlichste Erkrankungen des Stütz- und Bewegungsapparats – das sind Gelenke und Gelenkkapseln, Muskeln, Bänder, Sehnen, Knochen, aber auch Bindegewebe und Gefäße – mit unterschiedlichen Ursachen. Hier gibt es entzündliche Prozesse, Autoimmunerkrankungen sowie verschleißbedingte Leiden. Heilpflanzen können Linderung bringen.

> Je nach Ursache sind bei Rheuma Räucherstoffe hilfreich, die
> - die Durchblutung fördern,
> - die Muskeln entspannen,
> - den Kreislauf (sowie Nieren- und Leberfunktion) anregen, sodass Giftstoffe abtransportiert werden können,
> - entzündungshemmend wirken,
> - schmerzlindernd wirken,
> - antidepressiv wirken.
>
> **heimisch:** Esche, Fichte, Goldrute, Lavendel, Mädesüß, Mistel, Minze, Ringelblume, Wacholder, Weidenrinde, Ysop
> **exotisch:** Adlerholz, Guajak, Guggul, Weihrauch

Tatsächlich ist die Räucherung, bei der die Räucherschale unter einem Räucherschemel platziert und der Betroffene in eine Decke oder einen Mantel gehüllt wird, um Wärme und Wirkstoffe einzufangen, eine traditionelle Heilanwendung bei Rheuma. Hierzu wird eine Mischung aus Lavendel, Weihrauch und Mastix verwendet oder auch nur Weihrauch, dessen Wirksamkeit in Studien bestätigt wurde.

Auch das Räuchertuch, ein in Rauch »getränktes« Baumwoll- oder Leinentuch, das als Auflage oder Kompresse verwendet wird, kann helfen.

Schutz

⇨ Reinigung

Die Schutzräucherung gehört, zusammen mit der Reinigungsräucherung, zu den ältesten Anwendungen des duftenden Rauchs. In den Vorstellungen unserer Vorfahren waren es Hexereien, Dämonen oder der böse Blick, vor denen es sich, die Seinen und das Vieh sowie die Ernte zu schützen galt, um das Überleben zu sichern. Heute wissen wir, dass viele der überlieferten Schutz- und Reinigungsräucherungen mit Pflanzen durchgeführt wurden, die desinfizierende, keimtötende Wirkstoffe besitzen.

Aber auch auf der nicht sichtbaren, feinstofflichen Ebene funktionieren diese Räucherungen, indem sie niedrig schwingende Energien, Fremdenergien und Einflüsse beseitigen oder uns von ihnen abschirmen können. Wer in einem Großraumbüro arbeitet, wäre dankbar, den Stress, die Unzufriedenheit und die Sorgen der Kollegen nicht wahrnehmen zu müssen. Wem es nicht möglich ist, den Raum selbst mit einer Räucherung abzuschirmen, der kann sich und seine eigene Aura so stärken, dass die umgebenden Energien ihn nicht beeinflussen.

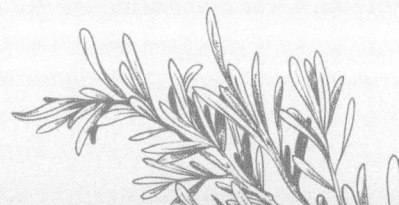

Bei der Reinigung entfernen wir etwas Vorhandenes – Fremdenergien oder Keime. Wenn wir uns schützen, schirmen wir uns ab, schaffen eine Barriere gegen Fremdenergien oder Keime. Während der Corona-Pandemie haben wir unsere Hände desinfiziert, um Viren loszuwerden, und Masken getragen, um uns gegen Viren zu verteidigen. Es ist also sinnvoll, uns zunächst zu reinigen, um dann die gereinigten Bereiche vor erneuter Verschmutzung zu bewahren. In Bezug auf Krankheiten fällt auch die Stärkung des Immunsystems in den Bereich »Schutz«.

Für Schutzräucherungen eignen sich Räucherstoffe, die
- das eigene Energiefeld stärken,
- die Atmosphäre klären,
- helfen, sich auf sich selbst zu konzentrieren,
- als Sonnenkräuter über eine hohe Lichtkraft verfügen.

heimisch: Angelika, Beifuß, Eisenkraut, Erdrauch, Esche, Holunder, Johanniskraut, Kiefer, Lavendel, Mädesüß, Meisterwurz, Mistel, Ringelblume, Rosmarin, Salbei, Wacholder, Weinraute
exotisch: Bernstein, Dammar, Drachenblut, Lorbeer, Kalmus, Myrrhe, Opoponax, Palo Santo, Zypresse

Für Schutzräucherungen eignen sich auch einzelne Räucherstoffe: Myrrhe wirkt wie ein Schutzmantel gegen Fremdenergien. Palo Santo stabilisiert die Aura und füllt das Energiefeld mit guten Energien. Lorbeer wird in den katholischen Gegenden des Alpenraums traditionell am Dreikönigstag gegen »finstere Mächte« verräuchert. Lavendel schützt Frauen und besonders junge Frauen während der Menstruation.

Was für Dämonen schlecht riecht und sie in die Flucht treibt, ist oft auch kein Genuss für unsere Nasen. Einige besonders stark wirkende Schutz- und Reinigungskräuter (wie der Erdrauch) riechen durchaus unangenehm.

Räuchermischungen

Schutz heimisch
Esche, Beifuß, Mistel, Wacholder, Fichte, Eisenkraut
Schutz und Stärke
Eisenkraut, Wacholder, Drachenblut, Bernstein
Kraft und Unterstützung
Angelika, Beifuß, Sandelholz weiß, Wacholder, Olibanum, Drachenblut

Ritual

Als einfaches Ritual können Sie die Anleitungen zur Reinigung (S. 87) verwenden. Stellen Sie sich dabei vor, wie der aufsteigende Rauch einen Schutzschild oder Mantel um den Raum oder Sie selbst legt. Negative Energien prallen an dieser Hülle einfach ab.

Segen und Weihung

⇨ Neubeginn und Übergang

Etwas zu segnen, bedeutet, einer Unternehmung, einer Person oder einer Situation nicht nur Gutes zu wünschen, sondern das Gute zu bekräftigen. Ein gelungener Ausgang, ein gutes Gelingen oder einfach Glück und Zufriedenheit werden manifestiert. In religiösen Kontexten ist der Segen die Bitte um göttlichen Schutz und göttliche Hilfe, oftmals mit einer feststehenden Formel als Gebet.
Eine segnende Räucherung bringt lichte Energien in einen gereinigten Raum oder eine Person, sodass das Leben anschließend bestmöglich und

ohne Störung durch niedrig schwingende Energien weitergeführt werden kann.

Bei einer Weihung wird etwas einem heiligen Zweck übergeben, gewissermaßen geheiligt. Durch sie wird aus einem Alltagsobjekt ein Ritualgegenstand, aus einem normalen Menschen ein Priester oder eine Priesterin. Mit dem Akt der Weihung wird die Bestimmung für einen speziellen, meist sakralen, Zweck bekräftigt. Eine Räucherung begleitet in nahezu allen Kulturen die Zeremonie der Weihung.

Segnen wie Weihen bedeutet also, etwas mit guten Energien aufzuladen. Manche der segnenden Räucherstoffe wirken zudem reinigend (wie Beifuß, Thymian und Angelika), bei anderen ist es sinnvoll, zunächst eine separate Reinigungsräucherung vorzunehmen. Dies gilt besonders, wenn Ritualgegenstände geweiht werden sollen.

Räucherstoffe, die segnen und weihen, sind solche, die
- energetisch aufladen,
- gute Energien (gute Geister) anziehen,
- das Herz öffnen und Dankbarkeit fördern,
- bestimmten Gottheiten zugeordnet sind (wie Süßgras Freya und Mutter Maria, Beifuß Freya, Isis, Artemis, Diana und Maria).

heimisch: Alant, Angelika, Beifuß, Eiche, Eisenkraut, Erdrauch, Holunder, Johanniskraut, Kamille, Labkraut, Lavendel, Mädesüß, Mistel, Rose, Rosmarin, Süßgras, Thymian, Ysop
exotisch: Copal weiß, Drachenblut, Guggul, Kalmus, Lorbeer, Myrrhe, Opoponax, Sandelholz rot und weiß, Tonka, Weihrauch, Weißer Salbei, Zimt, Zypresse

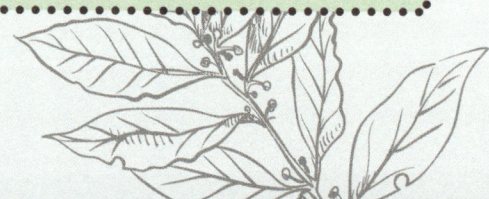

Der bekannteste Räucherstoff zur Segnung und Weihung ist, natürlich, der Weihrauch.

Räuchermischungen

Haussegen I
Myrrhe, Dammar, Iris, Alant, Lavendel, Orange, Patchouli, Zimt
Haussegen II
Weihrauch, Myrrhe, Benzoe, Beifuß, Wacholder, Süßgras

Ritual

Ein Ritual für den Haussegen kann analog zum Reinigungsritual vorgenommen werden und ist unter »Rauhnächte« (S. 94) beschrieben.

Kleines Segensritual

Um sich selbst, eine Unternehmung oder einen Gegenstand zu segnen, bereiten Sie sich wie üblich vor, indem Sie sich sammeln und zentrieren und bewusst und achtsam Ihre Räucherutensilien zusammenstellen. Wählen Sie das passende Räuchergut aus.

Stellen oder legen Sie den Gegenstand oder einen Stellvertreter für das, was Sie segnen wollen, vor sich. Entzünden Sie die Kohle, und legen Sie, sobald sie glimmt, die erste Portion Räucherstoff auf. Nehmen Sie den zu segnenden oder weihenden Gegenstand oder das, was Sie stellvertretend ausgewählt haben, und halten Sie es in den Rauch. Stellen Sie sich vor, wie der Rauch alle negativen Energien, alles Chaos und alles Verhaftete von diesem Gegenstand löst und in den Himmel trägt. Gleichzeitig füllt er sich mit Licht und Segen. Vielleicht möchten Sie dazu eine Intention sprechen, z. B.: »Möge dieses Unterfangen gesegnet sein«, »Möge dieser Gegenstand für diesen Zweck geheiligt und gesegnet sein«, »Möge ich gesegnet sein.« Räuchern Sie so lange, bis sich alles leicht, rund und richtig anfühlt, und beenden Sie das Ritual auf Ihre Weise.

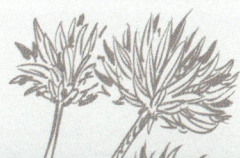

Stress und Anspannung

⇨ Angst und Nervosität ⇨ Loslassen ⇨ Abendräucherung

Stress ist wohl die häufigste und schwerwiegendste Nebenwirkung unseres heutigen Lebensstils. Überflutet von Informationen, die über Handy oder Internet fortwährend hereinströmen und belastet mit langen To-do-Listen und Terminkalendern, die aus allen Nähten platzen, fällt es uns schwer, zur Ruhe zu kommen. Permanent sind wir erreichbar. Auch unsere liebsten Freizeitaktivitäten – Computer spielen oder fernsehen – entspannen uns nur scheinbar, aber erfüllen uns nicht. Im Gegenteil, sie tragen zu unserer Überlastung bei. Während unser Gehirn auf Hochtouren läuft, ist unser Körper oft unterfordert oder wird einseitig belastet. Durch langes Sitzen und zu wenig Bewegung sind unsere Muskeln verkümmert und unsere Gelenke eingerostet. Dies führt zu Schmerzen und Verspannungen, die den allgemeinen Stress in uns erhöhen.

Was uns nun guttut, ist nicht nur, die verschiedenen Bildschirme, die uns ständig umgeben, einmal auszuschalten, sondern vor allem, uns in die Natur zu begeben. Bewegung an der frischen Luft hilft, überschüssiges Adrenalin abzubauen und die Muskeln geschmeidig zu machen. Aber mehr noch helfen die Gerüche der Natur, der Erde, der Pflanzen und insbesondere der Bäume, mental herunterzufahren. Wie sehr wir gerade von einem Waldspaziergang profitieren können, ist inzwischen in wissenschaftlichen Studien belegt. Nicht ohne Grund ist das »Waldbaden« in Japan seit den 1980er-Jahren Teil des Gesundheitsprogramms. Mehr dazu finden Sie in den Büchern »Waldbaden« und »Waldbaden im Jahreskreis« von Ulli Felber. Leider leben nicht alle von uns in unmittelbarer Nähe eines Waldes oder sind mobil genug, einen aufzusuchen. Dann kann eine Räucherung eine wunderbare Alternative sein!

Um eine Nase Wald in unserem Zuhause nehmen zu können, eignen sich alle heimischen Bäume als Räucherstoff, insbesondere die Nadelharze.

Weitere Räucherstoffe, die uns bei Stress helfen, sind solche, die
- körperlich entspannen,
- den Geist zentrieren und die Nerven beruhigen,
- helfen, sich eins mit der Natur zu fühlen,
- erden (siehe »Erdung«, S. 44).

heimisch: Alant, Baldrian, Fichte, Hopfen, Johanniskraut, Kamille, Kiefer, Labkraut, Lavendel, Lärche, Melisse, Schafgarbe, Süßgras
exotisch: Anis, Benzoe, Copaiva, Copal gold, Galbanum, Guggul, Kalmus, Myrrhe, Opoponax, Palo Santo, Patchouli, Sandarak, Sandelholz, Styrax, Tonka, Zeder, Zimt

Räuchermischungen

Entspannung pur
Copal, Lavendel, Rose, Sandelholz weiß, Styrax, Benzoe
Innerer Frieden
Benzoe sumatra, Styrax, Tonka, Orange, Lavendel, Rose, Zimt

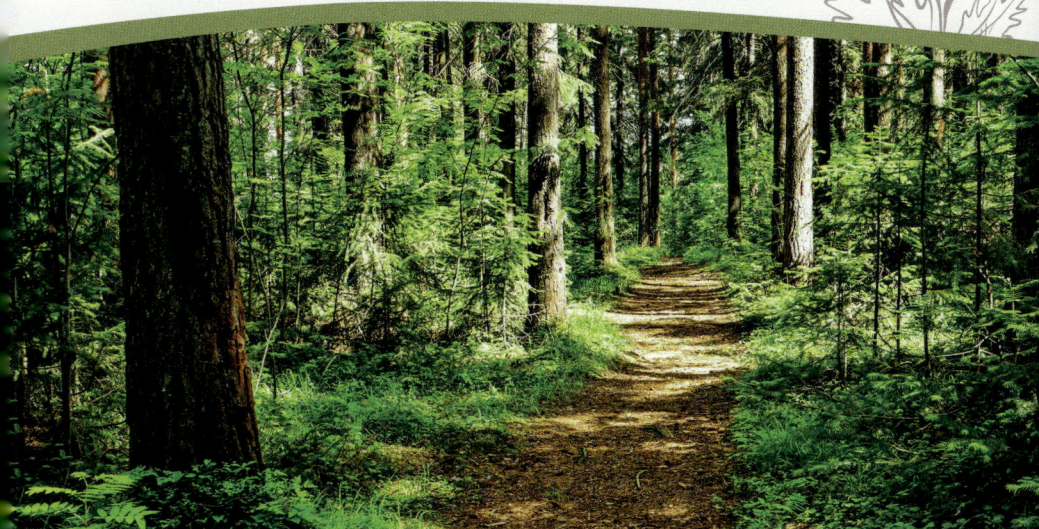

Trauer/Sterbebegleitung

⇨ Abschied ⇨ Loslassen ⇨ Ahnen ⇨ Akzeptanz

Seit wir den Tod aus dem familiären Umfeld in die Krankenhäuser und Hospize verbannt haben, seit Bestatter statt Angehörigen den Leichnam waschen und aufbahren, sind der Tod und das Sterben zu einem Tabu geworden. Dadurch sind sie natürlich nicht aus unserem Leben verschwunden, doch wir müssen unvorbereitet und ohne Anleitung damit fertig werden. Der selbstverständliche Umgang, der in vielen Kulturen gepflegt wird, fehlt uns. Angehörige, die plötzlich und unerwartet eine geliebte Person verlieren, stehen ebenso fassungslos und vor allem allein vor dem Trauerprozess wie jene, die den langsam nahenden Tod einer schwer erkrankten Person miterleben und deren Sterben nach bestem Wissen und Gewissen und mit aller Kraft begleiten müssen. Hilflos begegnen wir auch unserem eigenen Sterbeprozess. Oftmals fehlen die Worte, die Vorgänge und Gefühle auszudrücken: Dies ist der Moment, in dem Rituale wirken.

Für Trauer und Sterbebegleitung eignen sich Räucherstoffe, die
- helfen, loszulassen und Abschied zu nehmen,
- trösten und wärmen,
- inneren Frieden bringen,
- den Weg ins Jenseits, die Geistige Welt, öffnen und so den Übergang vereinfachen,
- Licht bringen,
- Stärke geben, um den Trauerprozess zu durchleben,
- helfen, das Geschehene zu akzeptieren.

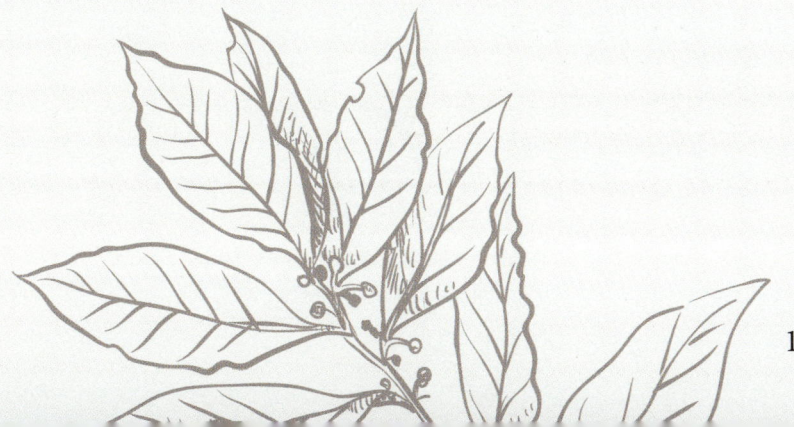

heimisch: Angelika, Beifuß, Fichte, Gänseblümchen, Holunder, Iris, Johanniskraut, Kamille, Kiefer, Mädesüß, Melisse, Ringelblume, Rose, Rosmarin, Wacholder
exotisch: Copal schwarz, Benzoe, Labdanum, Myrte, Weihrauch, Zypresse

Besonders hilfreich sind hierbei Schwellenkräuter, die das Tor des Übergangs nicht nur öffnen, sodass die Verstorbenen leichter hinübertreten können, sondern auch helfen, Verstrickungen zu lösen.

Rosmarin unterstützt beim Trauern und Loslassen, Angelika führt Verstorbene ins Licht, und der Schwellenbaum Holunder erleichtert Sterbenden den Übergang. Zypresse ist ein weiterer äußerst hilfreicher Räucherstoff, denn er wirkt aufrichtend bei Trauer, erdet, auch wenn die Herausforderungen groß sind, und hilft, die Emotionen zu verarbeiten. Iris schenkt Frieden, wirkt wie ein Schutzmantel und mildert seelische Spannungen.

Räuchermischungen

Innerer Frieden (bei Traurigkeit)
Benzoe, Weihrauch, Zeder
Abschiednehmen
Holunder, Fichte, Beifuß, Angelika, Styrax, Weihrauch

Träume

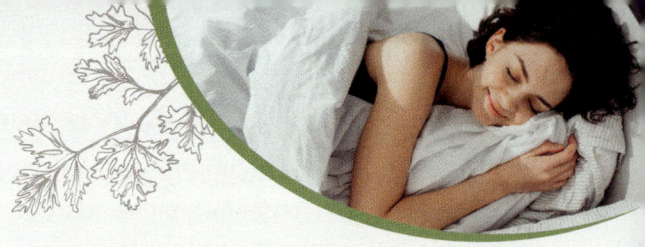

⇨ Abendräucherung ⇨ Divination/Zukunftsschau

Träume, so heißt es, sind die Boten der Seele. In ihnen arbeiten wir das Alltagsgeschehen auf, sortieren unsere Erinnerungen, lernen und verarbeiten Impulse. Wir reinigen uns. Je mehr unvollendete Gedankengänge wir mit ins Bett nehmen, desto wirrer werden unsere Träume sein, denn diese spiegeln unsere geistige Energie. Daher ist eine entspannende, klärende, reinigende Abendräucherung das erste Mittel der Wahl.

Träume haben jedoch noch weitere Funktionen: Im Traum können wir Antworten auf unsere Fragen bekommen, die tief aus unserem Unterbewusstsein, aus tiefen Seelenschichten kommen. Wir können Visionen, Zeichen und Botschaften empfangen, die aus höheren Sphären stammen. Manchmal empfangen wir sogar Wahr- und Klarträume oder beschreiten im Traum einen Initiationsweg. Mehr zu den verschiedenen Arten von Träumen und ihrer Deutung finden Sie in dem Buch »Die heilende Weisheit der Träume« von Jeanne Ruland.

Für all diese Formen des Träumens ist es notwendig, zunächst das Unterbewusstsein zu klären und »aufzuräumen«, sodass unser Geist den Raum hat, sich für die auf- oder herabsteigenden Bilder und Botschaften zu öffnen.

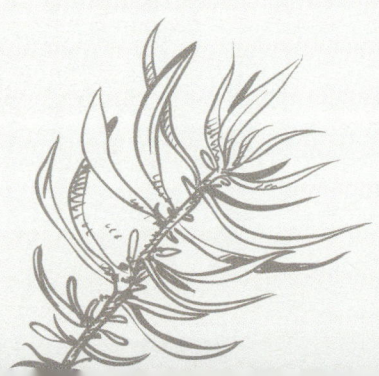

Als Räucherstoffe sind diejenigen nützlich, die
- empfänglich machen,
- für höhere Sphären öffnen,
- in tiefe Seelenschichten einsinken lassen,
- helfen, sich beim Aufwachen zu erinnern.

heimisch: Baldrian, Beifuß, Eisenkraut, Holundermark, Hopfen, Lavendel, Melisse, Mistel
exotisch: Copal, Lorbeer, Mastix

Räuchermischungen

Traummischung I
Mistel, Beifuß, Wacholder, Eisenkraut, Dammar, Mastix
Traummischung II
Eisenkraut, Schafgarbe, Lorbeer, Hopfen, Weihrauch

Ritual

Sie können das unter »Abendräucherung« (S. 26) beschriebene Ritual verwenden, um Ihre Träume zu beeinflussen.

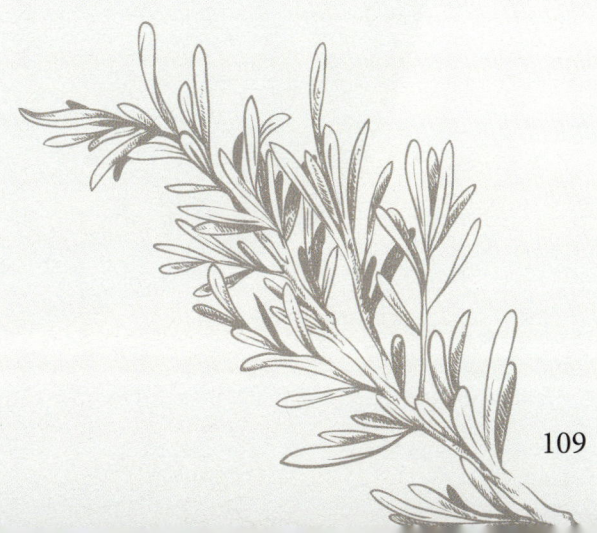

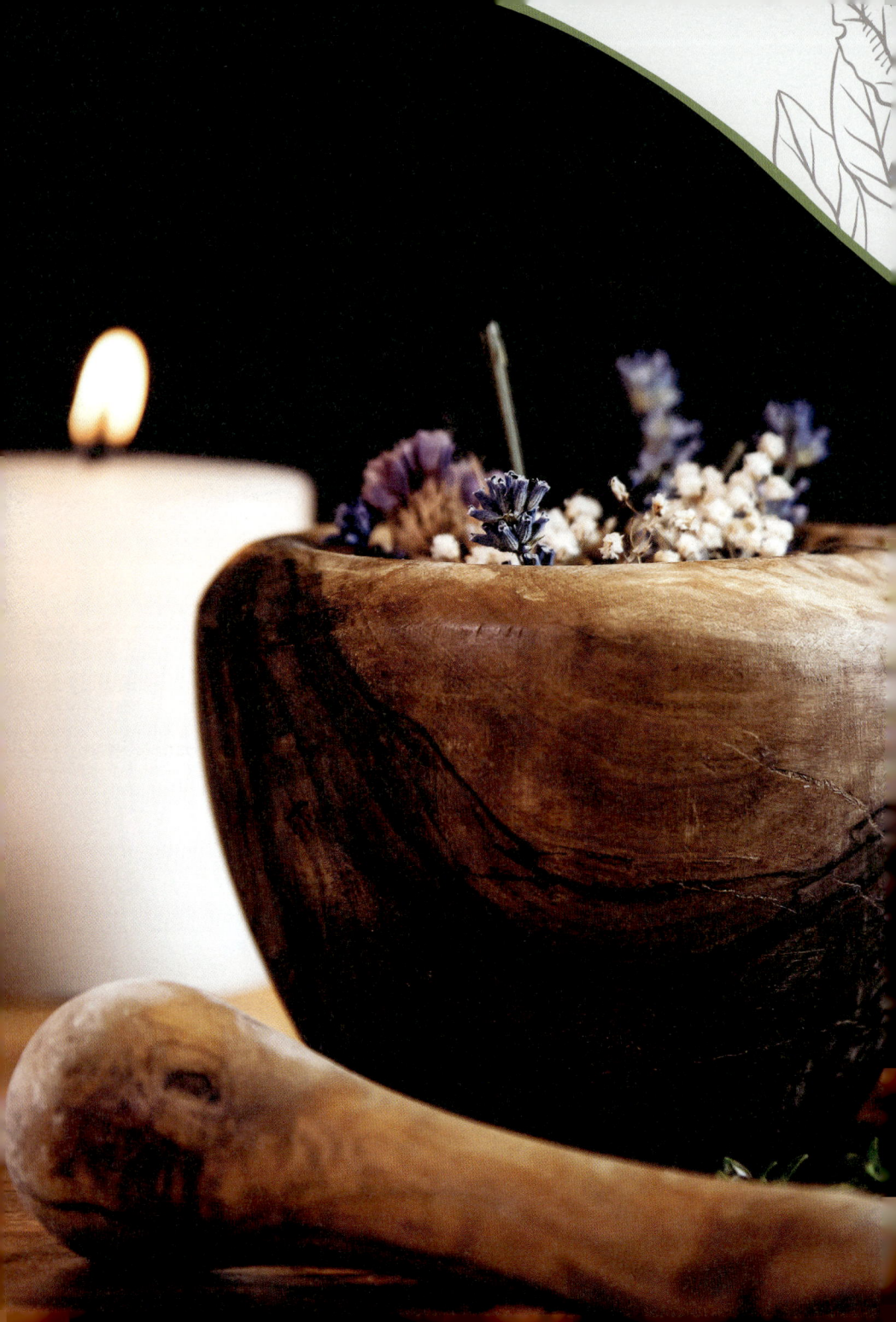

RÄUCHERWERK
Lexikon

In diesem Teil erwarten Sie eine ausführliche Auswahl der verschiedenen Räucherstoffe und deren Eckdaten. Beim Kauf von Räucherstoffen sollten Sie unbedingt auf eine gute Qualität achten, da Sie den Rauch während des Rituals automatisch einatmen.

Bei einigen gängigen Räucherpflanzen ist es ratsam, sie nur in geringen Dosen zu verwenden (eine Drei-Finger-Portion). Im folgenden Lexikonteil finden Sie bei den betroffenen Stoffen jeweils einen Hinweis darauf (z. B. bei Mistel und Tonka).

Folgende Räucherstoffe dürfen in Ihrem Anfänger-Set nicht fehlen:

Harze und Balsame: Benzoe, Copal, Dammar, Fichte, Kiefer, Mastix, Myrrhe, Styrax, Weihrauch

Kräuter, Hölzer, Wurzeln und Blüten: Angelika, Beifuß, Fichte, Kalmus, Lavendel, Lorbeer, Myrte, Patchouli, Rose, Rosmarin, Salbei, Sandelholz, Wacholder, Zeder, Zimt

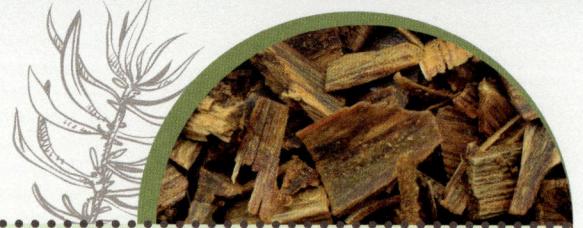

Adlerholz

Name:	*Aquilaria agallocha*
Familie:	*Thymelaeaceae,* Seidelbastgewächse
Vorkommen:	Nordindien, Kambodscha, Indonesien
Pflanzenteil:	Holz
Duft:	holzig, würzig, balsamisch, komplex, vielschichtig, betörend
Anwendung:	bei Rheuma, Asthma, Gicht, Durchfall, Gebeten, Meditationen, Ritualen
Wirkung:	anregend, stärkend, entspannend, emotional stabilisierend, reinigt die Seele

orientalisch • kostbar • traditionell

Dieses edle Räucherholz wird auch »Ud«, »Oud«, »Gaharu«, »Aloe (-holz)« oder »Agarholz« genannt. Es entsteht, indem das Holz des Agarbaums mit einer bestimmten Pilzkultur infiziert wird, durch die die Produktion eines speziellen Harzes anregt wird. In freier Natur kann es bis zu 100 Jahre dauern, bis das Holz gereift ist. Das heute erhältliche Räucherwerk stammt aus nachhaltig angebauten Plantagen, in denen dieser Prozess auf 5–15 Jahre verkürzt wird.

Als Ud oder Oud (arabisch »Holz«) wird das Räucherholz bereits seit dem Altertum in Indien, Ägypten, Israel und in der arabischen Welt verwendet. Zum ersten Mal erwähnt wird es um ca. 1700 v. Chr. in altindischen Sanskrittexten. Die Einheimischen der südostasiatischen Insel Borneo verbrennen es, um mit seinem Duft traditionelle Geisterbeschwörungen durchzuführen. Im Islam begleitet es die wichtigsten Feiertage, und nach Japan wird es seit dem 7. Jahrhundert importiert. Heute zählt Adlerholz zu den wertvollsten Rohstoffen der Parfümindustrie.

Als Rauchgut wird es in kleinen Stücken verkauft. Soll es zum Räuchern verwendet werden, wird es zu Spänen oder Splittern zerkleinert. Je nach Qualität, Sorte und Reifezustand kann es vollkommen unterschiedliche Duftnoten entwickeln.

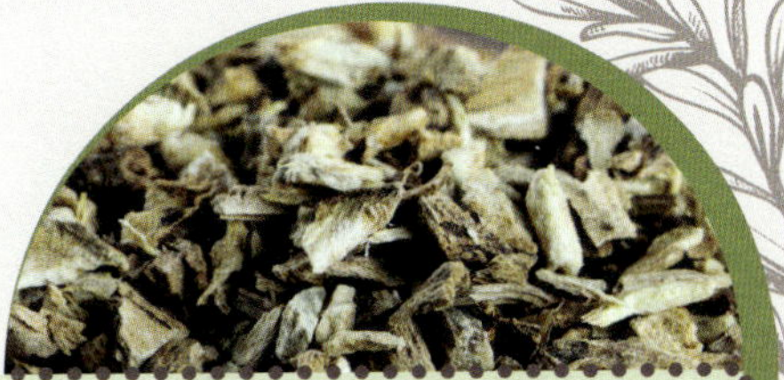

Alant

Name: *Inula helenium*

Familie: *Asteraceae*, Korbblütler

Vorkommen: ursprünglich Zentralasien, Europa, Japan, Nordamerika

Pflanzenteil: Wurzel

Duft: leicht, mild, balsamisch

Anwendung: bei Atembeschwerden; für Konzentration, Segnung, Reinigung, Sommersonnenwende, Selbstbewusstsein, Schutz

Wirkung: gedächtnisstärkend, aufbauend, schützend, reinigend, keimtötend, antidepressiv, aufheiternd, wärmend

heimisch • Heil- und Gewürzpflanze im Garten • traditionell in Nord- und Mitteleuropa

Traditionell ist Alant ein Bestandteil des Kräuterbuschens. Zum Räuchern wird von dieser alten Heilpflanze die getrocknete Wurzel verwendet. Dem Rauch werden Dämonen vertreibende Kräfte zugesprochen. Er wird zur Segnung von Amuletten und Ritualgegenständen genutzt und soll hellsichtig machen, insbesondere für Naturwesen. Als Tee oder Wein löst Alant den Schleim, stärkt die Lungen und lindert den Hustenreiz. Die Wurzel wirkt stark antibakteriell, weswegen sie früher zur Sterilisation oder als Umschlag von eiternden, schlecht heilenden Wunden verwendet wurde.

Angelika (Engelwurz)

Name:	*Angelica archangelica*
Familie:	*Apiaceae*, Doldenblütler
Vorkommen:	Nord- und Mitteleuropa
Pflanzenteil:	Samen, Wurzel, Blüten
Duft:	aromatisch, warm, erdig
Anwendung:	bei Sterbebegleitung; für Reinigung, Schutz
Wirkung:	harmonisierend, schützend, reinigend, antidepressiv, transformierend, erdend, erhellend, stärkt die Ahnenverbindung, reinigt die Aura

heimische Wildpflanze • traditionell • Verwechslungsgefahr mit giftigem Schierling oder Riesenbärenklau

Angelika war ursprünglich im Nahen Osten beheimatet, breitete sich jedoch mit der römischen Invasion über das ganze kontinentale Europa aus. Nur die britischen Inseln erreichte sie erst während des Mittelalters.

Angelika gilt als starkes Schutzkraut, das im Mittelalter traditionell zur Geister- und Dämonenvertreibung sowie gegen Hexen und Zauberei eingesetzt wurde. Der Legende nach war es Erzengel Michael, der einem Mönch im Traum erschien und ihm Engelwurz empfahl, die ihn vor der Pest bewahren sollte. Auf dieser Gegebenheit beruht auch der Name der Pflanze: Engelwurz. Gemeinsam mit Drachenblut fand Engelwurz außerdem in exorzistischen Ritualen Verwendung. Der Rauch stärkt sowohl das Immunsystem als auch den Geist. Er löst und vertreibt negative Energien, die dem Menschen oder einem Gegenstand anhaften oder im Raum hängen. Angelika bringt Licht in alle Ebenen.

Vielen bekannt sind die kandierten Angelikawurzeln oder -stängel aus der Konditorei, mit denen häufig Kuchen dekoriert werden. Auch als Likör erfreut sich die Pflanze einiger Beliebtheit.

Anis/Sternanis

Name:	*Pimpinella anisum/Illicium verum*
Familie:	*Apiaceae*, Doldenblütler/*Schisandraceae*, Sternanisgewächse
Vorkommen:	östliches Mittelmeer, Westasien/China, Vietnam
Pflanzenteil:	Samen
Duft:	frisch, würzig, fruchtig, süßlich
Anwendung:	für Balance, innere Ruhe
Wirkung:	wärmend, entspannend, beruhigend, stimmungsaufhellend

mediterranes und orientalisches Gewürz • für Mischungen

Obwohl Anis und Sternanis nicht verwandt sind, ähneln sich die Samen in ihren Eigenschaften und können gegeneinander ausgetauscht werden. Wir kennen Sternanis als Gewürz aus der asiatischen Küche und Anis von der Aromatisierung verschiedener Liköre und Schnäpse und aus der Weihnachtsbäckerei. Anis wird außerdem häufig in Kombination mit Kümmel in Milch bildenden Stilltees verwendet. Er wirkt entblähend, verdauungsfördernd und entkrampfend. Bei Räucherungen bringen sowohl Anis als auch Sternanis Leichtigkeit in schwere Düfte.

Übrigens: Der Japanische Sternanis (*Illicium anisatum*) hat ähnliche Früchte, daher werden sie leicht mit denen des Echten Sternanis verwechselt. Hier ist jedoch Vorsicht geboten, denn die Früchte des Japanischen Sternanis sind giftig!

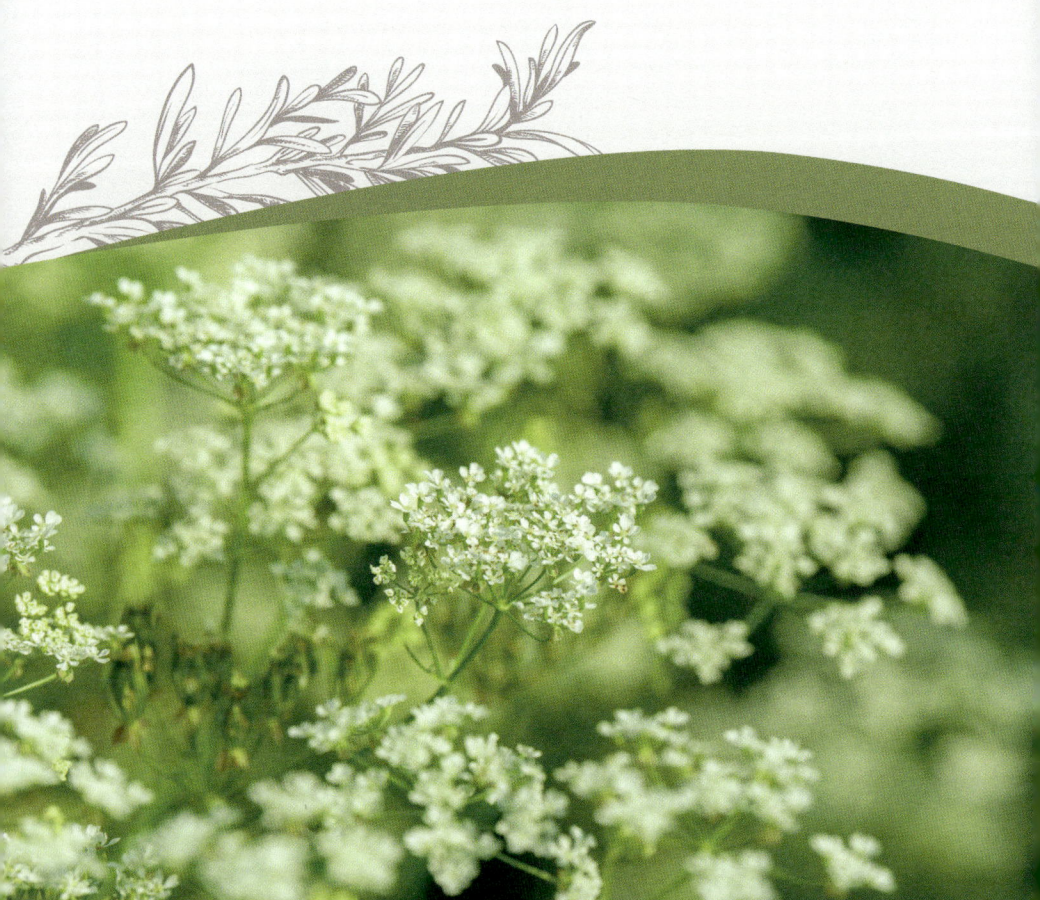

Beifuß

Name:	*Artemisia vulgaris*
Familie:	*Asteraceae*, Korbblütler
Vorkommen:	weltweit
Pflanzenteil:	Wurzel, Triebspitzen, Blätter
Duft:	erdig, bitter, würzig
Anwendung:	bei Geburten, Wechseljahren, Schlafstörungen, Veränderungen, Segnungen, Innenschau, Gebeten, Übergängen/Sterbehilfe, Träumen, Zukunftsschau, Sommersonnenwende, Wintersonnenwende; für Schutz, Loslassen, Stärkung der Heilkräfte, Intuition
Wirkung:	ausgleichend, entspannend, entkrampfend, stark wärmend, fördert den Schlaf, vitalisierend, öffnet den Geist

heimische Wildpflanze • Küchenkraut • traditionell in Nord- und Mitteleuropa (Nordamerika, Asien) • Selbstsammler • kann ohne Kohle verräuchert werden

Artemisia-Arten sind überall auf der Welt zu finden, bei uns ist der Beifuß heimisch. Er ist die vielleicht wichtigste und traditionsreichste Heil- und Räucherpflanze unserer Breiten. Das am Wegrand wachsende Unkraut wurde schon in der keltisch-germanischen Zeit als Schutz- und Wetterkraut eingesetzt, denn sein Duft sollte böse Geister und aufziehende Gewitter vertreiben sowie vor Krankheiten schützen. Zu Sonnenwendefeiern trug man Beifuß zu einem Gürtel geflochten und warf ihn am Schluss ins Feuer, um so negative Energien zu verbrennen und um Schutz für das kommende Jahr zu bitten. Bekannt ist Beifuß sowohl in Form von Rauch als auch als Tee gegen Frauen- und Verdauungsleiden. Sein Rauch unterstützt und beschleunigt die Geburt und die Abstoßen der Nachgeburt. Außerdem weiht er Räume und weckt die Hellsichtigkeit. Auch andere Völker nutzen Beifuß-Arten: In China werden die traditionellen Moxa-Zigaretten aus ihm hergestellt. Die glimmende Zigarette wird auf Akupunkturpunkte gesetzt und soll dadurch zahlreiche Leiden lindern. In Nordamerika wird der »Prairie Sage« (*Artemisia ludoviciana*), wie der Beifuß dort genannt wird, rituell in Zeremonien verräuchert.

Es ist möglich, Beifuß auch ohne Kohle zu verräuchern. Hierfür wird einfach ein wenig des Krauts zusammengeballt, angezündet und zum Glimmen gebracht. In heimischen Räucherbündeln darf er nicht fehlen.

Benzoe

Name:	*Styrax tonkinensis* (Siam), *Styrax benzoin* (Sumatra)
Familie:	*Styracaceae*, Styraxbaumgewächse
Vorkommen:	Hinterindien, Borneo, Sumatra, Java
Pflanzenteil:	Harz
Duft:	balsamisch, harzig, vanillig, warm
Anwendung:	bei Depressionen, Atemwegsbeschwerden, Trauer, (Übergangs-)Ritualen; für Inspiration, Kreativität
Wirkung:	antimikrobiell, antiseptisch, schleimlösend, entzündungshemmend, harmonisierend, sinnlich, tröstend, wärmend, ausgleichend, entspannend, wärmt die Seele

beliebter Räucherstoff • aus Indonesien • Tempelweihrauch • oft gefälscht

Unter dem Namen »Benzoe« werden zwei Harzarten zusammengefasst: die Sumatra-Benzoe, die aus Indochina stammt, und die in Hinterindien beheimatete Siam-Benzoe. Beide Sorten werden aus einem Styrax-Baum gewonnen und ähneln sich in Duft und Anwendung. Die Sumatra-Benzoe ist allerdings etwas süßer und feiner als die teurere Siam-Benzoe. In Südostasien ist Benzoe einer der beliebtesten Räucherstoffe, wobei in Indien die Sumatra-Benzoe bevorzugt wird. Fast alle Räucherstäbchen und -kegel enthalten Benzoe ebenso wie das Öl, das in der katholischen Kirche zur letzten Salbung verwendet wird. In Indien gilt das Harz als Tempelweihrauch und wird während der Pujas, des Verehrungsrituals der Hinduisten und Buddhisten, als Opfergabe verräuchert. Aber auch bei Atembeschwerden und Hautleiden wird es eingesetzt.

Benzoe verbrennt schnell und bildet reichlich stechenden Rauch, weshalb es sich besser für Räuchermischungen eignet als für Einzelräucherungen. Dieses erlesene Harz wird oft gefälscht und gestreckt, was an einem leichten Terpentingeruch zu erkennen ist.

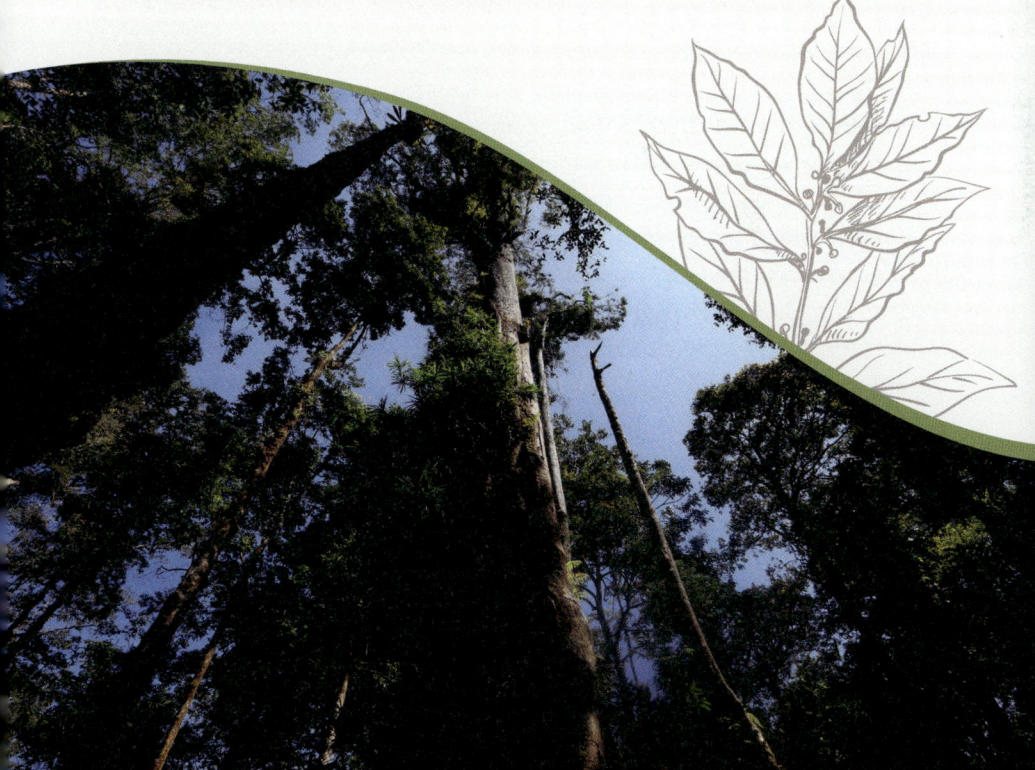

Bernstein

Name:	*Succinit*
Familie:	verschiedene Laub- und Nadelbäume
Vorkommen:	weltweit
Pflanzenteil:	fossiles Harz
Duft:	kräftig, herb, würzig, je nach Herkunftsbaum Myrrhe-ähnlich
Anwendung:	für Schutz, Heilung
Wirkung:	stark reinigend, erwärmend, stärkt Körper und Seele, entspannend

aus dem Tertiär • bekannt als Schmuckstein • seit der Wikingerzeit • lange Brenndauer

Bernstein ist das fossile Harz verschiedener Laub- und Nadelbäume des Erdzeitalters Tertiär (begann Ende der Kreidezeit vor ca. 65 Millionen Jahren und dauerte ca. 63 Millionen Jahre) und wird auf der ganzen Welt gefunden. Bei uns kennt man vor allem den an der Ostsee vorkommende Baltischen Bernstein oder das »Gold des Nordens«. Bernstein ist in vielen Kulturen bekannt und wird vielseitig als Heilmittel eingesetzt, z. B. als Öl, das bei Rheuma helfen soll. Als Rauchstoff war Bernstein Bestandteil vieler Tempelräucherungen.

Da er lange glimmt, reichlich Rauch produziert und streng riecht, eignet sich Bernstein vor allem für Räuchermischungen, weniger für Einzelräucherungen. Besonders in der Kombination mit Benzoe harmonisiert er gut.

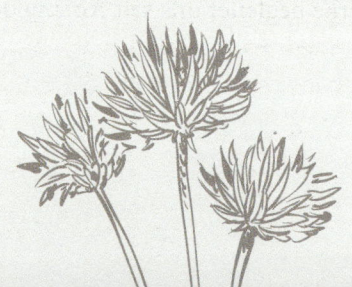

Übrigens: Die Nachkommen vieler Bäume, die das Harz für Bernstein produziert haben, kommen heute noch vor. Daher ähneln Wirkung und Geruch den Harzen anderer Bäume (Fichte, Kiefer, Tanne, Wacholder, Zeder, Zypresse, Copal, Mastix, Styrax).

Birke

Name:	*Betula pendula* (Hänge-Birke), *Betula alba* (Weißbirke)
Familie:	*Betulaceae,* Birkengewächse
Vorkommen:	Mittel- und Osteuropa
Pflanzenteil:	Blätter, Rinde, Knospen, Holz
Duft:	frisch, waldig (Blätter, Rinde, Holz); süß, blumig, balsamisch (Knopse)
Anwendung:	bei Kopfschmerzen, Frauenthemen, Neubeginn, Lichtmess, Jahreskreisfesten, Übergangsritualen, Initiation; für Selbstbewusstsein, Kreativität
Wirkung:	konzentrationsfördernd, erhellend

heimischer Baum • Selbstsammler • heiliger Baum der Kelten und Germanen

Die Birke begleitet uns seit Anfang der Menschheitsgeschichte auf praktische, medizinische und magische Weise. Alle ihre Teile fanden Verwendung, von ihrem Holz, der Rinde, auf die geschrieben oder aus der

Gefäße gemacht wurden, bis zu ihrem Harz, dem Birkenpech, das als Dichtmittel und Kaugummi diente. Auf dem abgestorbenen Stamm der Birke wachsen die begehrten Zunderpilze, die früher vor allem beim Feuermachen eine große Hilfe waren. Der Saft, den die Bäume im Frühling produzieren, ist als erfrischendes, vitalisierendes Birkenwasser kürzlich wiederentdeckt worden. Birkenblätter als Aufguss wirken harntreibend. Die Birke ist unser Maibaum, ist sie doch ein Baum des Lichts, des Neuanfangs und der Lebenskraft. Hexenbesen wurden aus ihrem Reisig gebunden.

Cedar

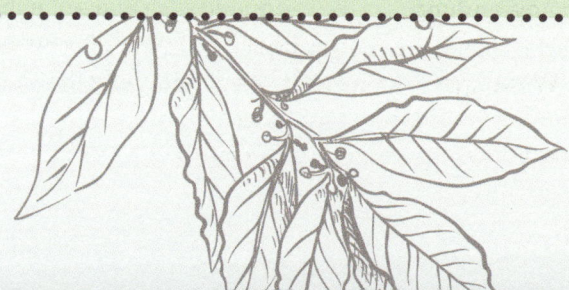

Name:	*Juniperus spp.*, *Thuja spp.*
Familie:	*Cupressaceae*, Zypressengewächse
Vorkommen:	Nordamerika
Pflanzenteil:	Triebspitzen, Nadeln
Duft:	grün, harzig, würzig
Anwendung:	bei Atembeschwerden, (Schwitzhütten-) Ritualen; für Heilung, Reinigung, Klarheit, Öffnung
Wirkung:	reinigend, schützt vor negativen Energien

traditionell in Nordamerika • heiliger Baum der indigenen Völker • Schwitzhütte

Die Amerikanischen Cedars sind, anders als der Name vermuten lässt, nicht mit den eigentlichen Zedern der Familie *Pinaceae* verwandt – es sind Wacholderarten, die wie unser einheimischer Gemeiner Wacholder zu den ältesten und wichtigsten Räucher- und Heilpflanzen gehören. Tatsächlich galt die Cedar bei den Native Americans als heilig. Der Rauch ihrer Triebspitzen begleitete (und begleitet noch) wichtige Riten, da er die Fähigkeit hat, die Gebete und Lieder zu den Göttern zu tragen. Die Triebspitzen wurden außerdem gemeinsam mit Weißem Salbei und Sweetgrass (duftendes Mariengras) während der Schwitzhütten-Rituale verbrannt, die neben körperhygienischen und sozialen Aspekten meist rituellen Zwecken dienten. Die Zweige hatten auch einen Platz in den Medizinbeuteln der Indianer Nord- und Mittelamerikas.

Copal

Name:	*Bursera spp., Protium spp.*
Familie:	*Burseraceae*, Balsambaumgewächse
Vorkommen:	Mittel- und Südamerika, Karibik, Teile von Afrika
Pflanzenteil:	Harz
Duft:	fein, zitronig, waldig, leicht (blanco); weich, warm, harzig (oro); mystisch, balsamisch, schwer, erdig (negro)

blanco

Anwendung:	bei Segnungen, Ritualen, Initiation, Divination, geistiger und spiritueller Arbeit
Wirkung:	erfrischend, reinigend, heilend, öffnet für das Göttliche

oro

Anwendung: bei Morgenräucherungen; für Intuition, Kreativität, Schutz

Wirkung: klärend, aufbauend, stimmungsaufhellend, öffnet die Sinne

negro

Anwendung: bei Lebenskrisen, Kontaktaufnahme zu Ahnen

Wirkung: beruhigend, berührt die Seele

traditionell in Mittel- und Südamerika • verschiedene bernsteinartige Harze • von Bäumen unterschiedlicher Pflanzenfamilien

Harze verschiedener Bäume werden als Copal angeboten: australischer Copal aus der Kauri-Fichte (*Agathis australis*), ostinidischer Copal aus *Canarium bengalese* oder Manila-Copal aus dem Dammara-Baum (*Agathis dammara*). Der authentische Copal stammt jedoch aus der mittelamerikanischen Familie der Balsambäume. An seinem Ursprungsort wird er seit präkolumbischen Zeiten als Opfergabe an die Götter sowie wichtiger Bestandteil von Initiations- und Divinationsritualen verräuchert. Er galt bei den Maya als heilig. Es gibt drei Sorten, die sich in Farbe und Duft unterscheiden: Weißer Copal (blanco) und Schwarzer Copal (negro) wurden den Toten als Nahrung mitgegeben und dienten dazu, mit den Ahnen Kontakt aufzunehmen. Gold-Copal (oro) wurde zu Ehren des Sonnenaufgangs verräuchert.

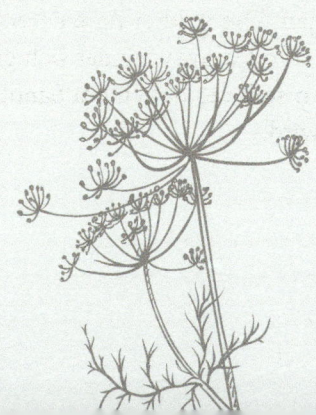

Dammar

Name:	*Canarium strictum, Canarium prostratum; Shorea wiesneri* u. a.
Familie:	*Burseraceae*, Balsambaumgewächse; *Dipterocarpaceae*, Flügelfruchtgewächse
Vorkommen:	Indien, Südostasien
Pflanzenteil:	Harz
Duft:	dunkles Dammar: würzig, aromatisch, warm; weißes Dammar: zitronig, frisch, fruchtig
Anwendung:	bei Trauer, Depressionen, Schwermut; als Lichtbringer, für Engelkontakt (weißes Dammar)
Wirkung:	erhellend, ausgleichend, klärend, reinigend, schützend

asiatisch • alternativ zu Weihrauch verwendbar • hier bekannt als »Katzenaugenharz«

Als Dammar werden, wie es bei Räucherharzen häufig vorkommt, die Baumharze verschiedener südostasiatischer Herkunftsbäume bezeichnet. Die wichtigste Quelle dieses Harzes ist der Baum *Shorea wiesneri*. Das dunkle Dammar (*Canarium strictum*) stammt aus der Familie der Balsambaumgewächse, und das weiße Dammar (*Shorea-, Hopea-, Vateria*-Arten) wird aus einem Baum der Flügelfruchtgewächse aus Indien gewonnen. Die beiden Arten weisen unterschiedliche Düfte und Wirkungen auf. Dammar eignet sich gut für Einzelräucherungen – auf dem Stövchen sollte es auf einem Sandbett verräuchert werden, da das Harz flüssig wird.

Drachenblut

Name:	*Dracaena draco, Dracaena cinnabari; Daemonorops draco; Croton draco*
Familie:	*Palmae*, Palmengewächse; *Agavoideae*, Agavengewächse; *Euphorbiaceae*, Wolfsmilchgewächse
Vorkommen:	Kanarische Inseln, Madeira, Kapverden; Hinterindien, Java, Borneo, Molukken; Mittelamerika
Pflanzenteil:	Harz
Duft:	dunkel, warm, süß
Anwendung:	bei Segnungen, Ritualen, Exorzismus; für Schutz, Reinigung, Liebe, Fruchtbarkeit
Wirkung:	reinigend, kräftigend, befreiend

asiatisch-indonesisch • verschiedene Herkunftspflanzen • traditionell für Rituale

Wie bei vielen anderen Räucherstoffen werden auch unter dem Namen »Drachenblut« verschiedene Räucherstoffe von Herkunftspflanzen unterschiedlicher Familien zusammengefasst. So stammt eine Sorte vom Kanarischen Drachenbaum, einer Agave, deren Harz medizinische Verwendung findet. Mit ihr verwandt ist der Kinnabari-Drachenbaum der Insel Sokotra (Jemen). Beide Sorten haben eine tiefrote Farbe, die dem Harz seinen Namen gegeben hat. Nicht verwandt mit den Drachenbäumen ist die Asiatische Drachenblutpalme, deren Blüten und Früchte ein Harz absondern, das früher gern als Farbstoff verwendet wurde, heute jedoch kaum noch gehandelt wird. Aus Mittelamerika stammt eine weitere Sorte Drachenblut, die aus dem roten Milchsaft eines Wolfsmilchgewächses gewonnen wird. Dieser wurde früher anstelle von echtem Blut als Opfer dargebracht.

Alle Sorten dienen sehr gut als Bindemittel für Öle und Harze und können die Eigenschaften der anderen Räucherstoffe verstärken. In seiner Wirkung ist Drachenblut ein potentes Schutzmittel, und es wird ihm nachgesagt, dass sein reinigender Rauch alle Energien auf Null zurücksetzen kann, weshalb es lange bei exorzistischen Ritualen eingesetzt wurde. Nach einer Räucherung mit Drachenblut aus *Daemonorops draco* sollte unbedingt positive Energie aufgebaut werden, während das selten erhältlich Drachenblut aus *Dracaena cinnabari* hierfür schon den Grundstein legt.

Eiche

Name:	*Quercus spp.*
Familie:	*Fagaceae*, Buchengewächse
Vorkommen:	Eurasien, Nordafrika, Nordamerika
Pflanzenteil:	Holz, Rinde, Blätter
Duft:	holzig, würzig, leicht stechend
Anwendung:	bei Opfergaben, Weihungen; für Konzentration, Reinigung, Erfolg
Wirkung:	antibakteriell, blutstillend, entzündungshemmend, kräftigend, erdend, klärt den Geist

heimischer Baum • Selbstsammler • heiliger Baum der Kelten und Germanen

Die Eiche galt allen europäischen Völkern als heilig und war den Göttern geweiht: dem griechischen Gott Zeus, dem römischen Gott Jupiter, dem keltischen Donnergott Taranis und seiner germanischen Entsprechung Donar. Die keltischen Druiden nutzten bei Ritualen Eichenräucherungen zur Reinigung. Das Laub half, Dämonen zu vertreiben, und in der Heilpflanzenkunde wirkt besonders die gerbstoffhaltige Rinde bei Wunden und Entzündungen antibakteriell, blutungsstillend und zusammenziehend. Eichenlaub sollte eher in Räuchermischungen als einzeln verräuchert werden, da es pur einen strengen, stechenden Geruch entwickelt.

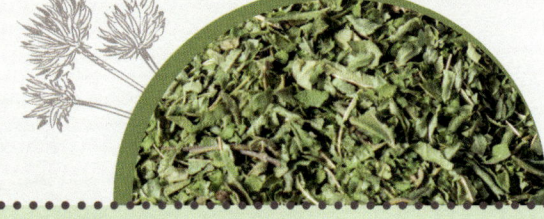

Eisenkraut

Name:	*Verbena officinalis*
Familie:	*Verbenaceae*, Eisenkrautgewächse
Vorkommen:	gemäßigte Zonen weltweit
Pflanzenteil:	Kraut
Duft:	herb, krautig
Anwendung:	bei Weissagungen, Zukunftsschau, Träumen, Ritualen, Weihungen, Rauhnächten, Sommersonnenwende; für Konzentration, Selbstbewusstsein, Mut, Schutz, Segen; als Opferpflanze, Wetterpflanze
Wirkung:	stärkend, zentrierend, inspirierend, energetisierend, reinigt die Aura

traditionell in Nord- und Mitteleuropa • heimische Wildpflanze • alte Zauber- und Räucherpflanze • wird oft verwechselt mit Verbena oder Zitronenverbene (*Aloysia triphylla*, *Aloysia citrodora*)

Eisenkraut ist eine unscheinbare, recht häufig vorkommende Staude, die schon seit der Antike in verschiedenen Kulturen geschätzt und verehrt wurde. Auch als »Träne der Isis«, »Venus-« oder »Junoträne« bezeichnet, war Eisenkraut nicht nur bei den Ägyptern und Römern, sondern besonders bei unseren germanischen und keltischen Vorfahren beliebt. Das »Druidenkraut« findet Verwendung bei Weissagungen und als Opferpflanze in Räucherritualen, außerdem soll es Wahrträume hervorrufen und das Böse abwehren. Als Wetterkraut vermag es atmosphärische und als Diplomatenkraut zwischenmenschliche Spannungen aufzulösen. Da Eisenkraut keinen intensiven Eigengeruch hat, eignet es sich gut für Mischungen.

Übrigens: Das verwandte Duftende Eisenkraut oder Zitronenverbene, mit der das Echte Eisenkraut häufig verwechselt wird, ist ebenfalls eine wirkungsvolle Räucherpflanze. Sie entfaltet einen frischen, zitronigen Geruch und wirkt aufhellend und aufrichtend bei Erschöpfungszuständen, beruhigend bei Nervosität sowie anregend auf Geist und Gemüt.

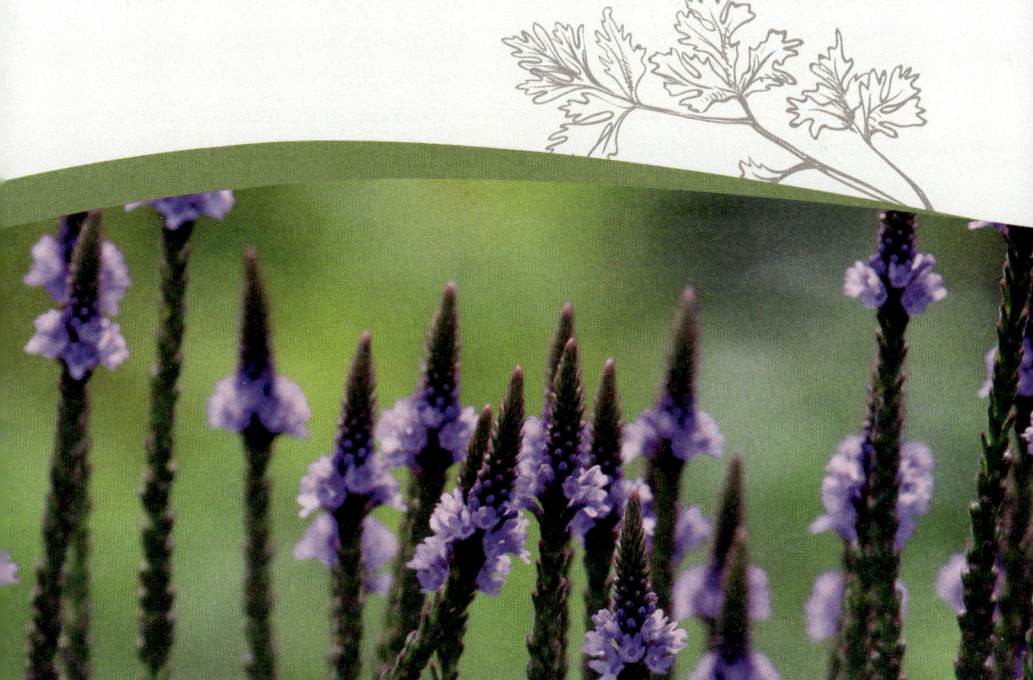

Elemi

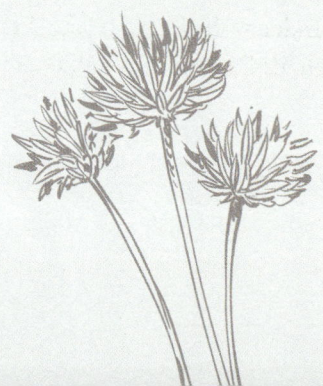

Name:	*Canarium luzonicum*
Familie:	*Burseraceae*, Balsambaumgewächse
Vorkommen:	Philippinen
Pflanzenteil:	Harz
Duft:	leicht, klar, zitronig, waldig
Anwendung:	bei Meditationen, Morgenräucherungen; für Konzentration, Inspiration, Hellsichtigkeit
Wirkung:	klärend, erfrischend, reinigend, energetisierend, stimmungsaufhellend, erhellt die Sinne

für Reinigungsmischungen • asiatisches Harz

Ähnlich wie bei Guggul, dem Harz des indischen Balsambaumes *Commiphora mukul*, gibt es verschiedene Harze, die unter dem Namen »Elemi« verstanden werden. So wird z. B. der Weihrauch aus *Boswellia frereana* als »Afrikanisches Elemi« oder »Elemi-Olibanum« bezeichnet. Das aus dem Balsambaumgewächs *Canarium luzonicum* gewonnene Elemi wird auch als »Copal« angeboten. Dieser Baum wird heute hauptsächlich auf den Philippinen kultiviert. Sein Harz ist zähflüssig und nicht leicht zu verarbeiten, wird hauptsächlich in Räuchermischungen verwendet und passt gut zu anderen reinigenden Räucherstoffen.

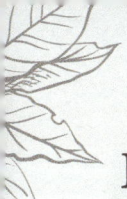

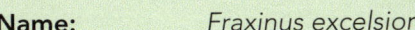

Esche

Name:	*Fraxinus excelsior*
Familie:	*Oleaceae*, Ölbaumgewächse
Vorkommen:	Nord- und Mitteleuropa
Pflanzenteil:	Samen, Blätter
Duft:	kaum Eigengeruch, rauchig
Anwendung:	bei Rheuma, Gicht, Brüchen, Transformation, Divination, Blick in vergangene Leben; für Willenskraft, Ausrichtung, Mut, Selbstbewusstsein, Selbstwert, Schutz
Wirkung:	schützend, reinigend

heimischer Baum • für Mischungen • keltisch-germanischer Räucherstoff

In vielen Mythen indogermanischer Kulturen ist die Esche eng mit dem Menschen verbunden. In der nordischen Edda wird der Weltenbaum Yggdrasil als Esche gedeutet, und Ask, der Esche, entspringt der Mann. Als Baum, der gern auf feuchten Böden und in Auwäldern, natürlichen Pflanzengesellschaften entlang von Bächen und Flüssen, wächst, wirkt die Esche heilsam und beruhigend auf unsere Gefühlswelt. Bereits in der Antike war die Herstellung von Heilmitteln aus Esche bekannt, und auch heute werden Extrakte der Esche in der Heilkunde verwendet. Aufgüsse der Rinde werden vor allem bei Muskelrheuma und Gicht angewandt, Rindenasche hilft bei Knochenbrüchen, und Tee aus Blättern oder Samen soll als Diuretikum wirken.

Eukalyptus

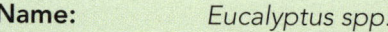

Name:	*Eucalyptus spp.*
Familie:	*Myrtaceae*, Myrtengewächse
Vorkommen:	Australien
Pflanzenteil:	Blätter, auch Holz und Früchte
Duft:	frisch, angenehm, aromatisch, kampferartig, krautig
Anwendung:	für Konzentration, Harmonie, Energie, Insektenabwehr
Wirkung:	stärkend, aufbauend, vitalisierend, anregend, erfrischend, reinigend, antiseptisch

traditionell in Australien • wirksame Heilpflanze • bekannt aus Erkältungsrezepturen

Von diesem in Australien beheimateten Baum sind über 600 Arten bekannt. Die Ureinwohner setzen ihn bei Infektionskrankheiten ein, und auch wir kennen Eukalyptus, oft in Kombination mit Minze, von verschiedenen Erkältungsrezepturen. Weitere Verwendung findet er bei der Behandlung von entzündlichen Erkrankungen im Magen-Darm-Bereich. Der Rauch von Eukalyptus reinigt die Raumluft und vertreibt nicht nur böse Geister, sondern auch Krankheitserreger. Außerdem erhöht er die Konzentrationsfähigkeit.

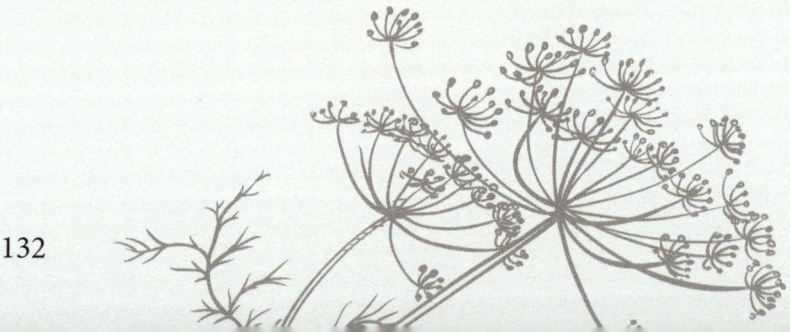

Fichte

Name:	*Picea abies*
Familie:	*Pinaceae*, Kieferngewächse
Vorkommen:	Nordhalbkugel
Pflanzenteil:	Holz, Rinde, Zapfen, Nadeln, Triebspitzen, Harz
Duft:	würzig, kräftig, grün
Anwendung:	bei Atembeschwerden, Rheuma; für Konzentration, Schutz, innere Ruhe
Wirkung:	desinfizierend, erdend, reinigend, keimtötend, schleimlösend, klärt den Geist

heimischer Baum • traditionelle Verwendung • Selbstsammler

Bevor Weihrauch hier bekannt und erschwinglich wurde, räucherten unsere Vorfahren Fichtenharz, weshalb es auch die Beinamen »Gemeiner Weihrauch« oder »Waldweihrauch« trägt. Fichtenharz muss vollständig getrocknet sein, damit es gut verräuchert werden kann. Das in Apotheken erhältliche Burgunderharz ist ebenfalls ein Fichtenharz, jedoch ist dieses gereinigt und hat daher nicht mehr das volle Wirkspektrum. Burgunderharz wirkt stärker aufbauend und kräftigend, entwickelt aber auch mehr Rauch. Eine Fichtenräucherung soll nicht nur störende Einflüsse, Krankheitserreger wie auch negative Energien beseitigen, sondern auch unseren Geist beruhigen. Zusammen mit Wacholder gehören Fichtenzweige zu den heiligen Räucherpflanzen der sibirischen Schamanen.

Frauenmantel

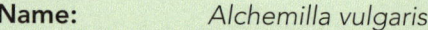

Name:	*Alchemilla vulgaris*
Familie:	*Rosaceae*, Rosengewächse
Vorkommen:	Europa
Pflanzenteil:	blühendes Kraut
Duft:	krautig, herb, warm
Anwendung:	bei Frauenthemen, Liebes- und Fruchtbarkeitsritualen, Sommersonnenwende; für Kreativität, Intuition
Wirkung:	erdend, schützend, beruhigend

heimische Wild- und Gartenpflanze • Selbstsammler • bekannte Heilpflanze

Frauenmantel war ursprünglich in Nordeuropa heimisch und dort bis in den Polarkreis und in den höchsten Gebirgen zu finden. Später verbreitete er sich im Rest von Europa. Der Name lässt schon die traditionelle Anwendung als Heilpflanze erahnen: Frauenmantel reguliert den Menstruationszyklus und hormonelle Ungleichgewichte, fördert die Uteruskontraktion, wirkt gegen Infektionen und soll den Milchfluss anregen. (Vor allem die Wurzel der Pflanze enthält progesteronähnliche Phytohormone.) Außerdem hilft Frauenmantel als Spülung oder Waschung bei Entzündungen des Mund- und Rachenraums und generell bei der Wundheilung.

Die Tauperlen, die sich morgens auf den Blättern finden, sind keine Kondensation, sondern Pflanzenwasser, das die Blätter selbst absondern. Diese Tropfen wurden von Alchemisten als »Himmelswasser« mit besonderen Heilkräften geschätzt. Von Frauen wurden sie wegen ihrer hauterfrischenden, faltenglättenden und das Bindegewebe stärkenden Eigenschaften zum Gesichtswaschen genutzt. Als Räucherpflanze wurde Frauenmantel für Liebeszauber eingesetzt.

Galbanum

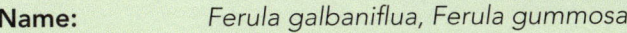

Name:	*Ferula galbaniflua, Ferula gummosa*
Familie:	*Apiaceae*, Doldengewächse
Vorkommen:	Iran, Libanon
Pflanzenteil:	Harz
Duft:	grün, moosig, harzig, holzig, balsamisch
Anwendung:	bei Anspannungen, Angstzuständen, Frauenleiden; für Schutz, Reinigung, Schamanismus
Wirkung:	beruhigend, entspannend, erdend, fördert die Menstruation

in der Bibel erwähnt • orientalisch • Mutterharz

Galbanum gehört zu den ältesten überlieferten Räucherstoffen und wurde schon in der Bibel zusammen mit Myrrhe und Weihrauch erwähnt. Traditionell wurde es genutzt, um negative Energien (»böse Geister«) zu vertreiben. Entsprechend wird es gern in Räuchermischungen verwendet, die wirksam schützen oder reinigen sollen. Die Reinigungswirkung geht dabei stark in die Tiefe und kann auch festsitzende Glaubenssätze und seelische Blockaden lösen. Schon im alten Griechenland wurde der Rauch bei Frauenleiden sowie zur Menstruationsförderung und Abtreibung eingesetzt. Das eher dickflüssige, klebrige Harz kann zur einfacheren Verwendung samt Glas im Wasserbad leicht erwärmt werden.

Galgant

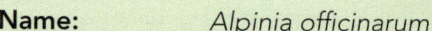

Name:	*Alpinia officinarum*
Familie:	*Zingiberaceae*, Ingwergewächse
Vorkommen:	Ostasien, Himalaya
Pflanzenteil:	Wurzel
Duft:	leicht, scharf, würzig, pfeffrig
Anwendung:	bei Magen-Darm-Beschwerden, Erkältung, Fieber
Wirkung:	stärkend, vitalisierend, anregend, wärmend, entzündungshemmend, schleimlösend

Bestandteil des Arzneimittels »Klosterfrau Melissengeist« • asiatisches Gewürz

Galgant wurde bereits in der Antike aus seiner Heimat im Himalaya nach Ägypten, Mesopotamien, Griechenland und Rom exportiert. Als Heilmittel wird er ähnlich wie der mit ihm verwandte Ingwer insbesondere bei Magen-Darm-Beschwerden und Verdauungsproblemen eingesetzt. Er hilft bei Erkältung und stärkt das Immunsystem. Hildegard von Bingen nannte ihn auch das »Gewürz des Lebens«. Galgant ist Bestandteil des bekannten pflanzlichen Arzneimittels »Klosterfrau Melissengeist«, das aus 13 Heilpflanzen zusammengesetzt ist und seit fast 2 Jahrhunderten als Hausmittel bei einer Vielzahl von Beschwerden benutzt wird. Als Räucherstoff ist Galgant vor allem in Indien und Tibet bekannt.

Guggul

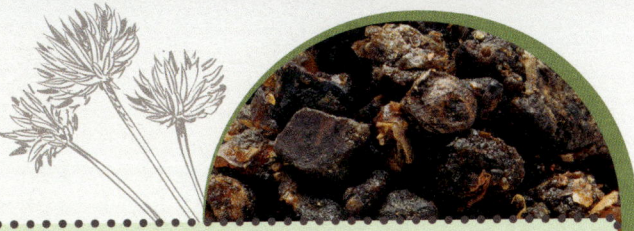

Name:	*Commiphora mukul, Commiphora wightii*
Familie:	*Burseraceae*, Balsambaumgewächse
Vorkommen:	Indien, Pakistan
Pflanzenteil:	Harz
Duft:	balsamisch, herb, harzig
Anwendung:	bei Gelenkbeschwerden, Atembeschwerden, Stress, Rheuma, Schlafstörungen, Ritualen, Abendräucherungen; für Heilung, Harmonie, seelische Stabilisierung, Partnerschaft, Liebe, Reinigung
Wirkung:	antiseptisch, desinfizierend, entzündungshemmend, schmerzstillend, reinigt das Gewebe, stärkend, abwehrkräftigend, ausgleichend, aphrodisierend, entgiftend

traditionell im Ayurveda • arabisches Rauchopfer • beliebter Räucherstoff

Das Gummiharz Guggul wird traditionell aus dem Stamm des Myrrhe- oder Balsambaums gewonnen. Es wird in der ayurvedischen Medizin auf unterschiedliche Weise eingesetzt: zur Entgiftung des Nervensystems, zur Stärkung des Uterus und zur Linderung von Hautkrankheiten und verschiedenen urologischen und neurologischen Krankheiten. Der Rauch wird zur Inhalation bei Erkältungen verwendet und lindert Entzündungen. Guggul wird jedoch auch zu magischen und spirituellen Zwecken eingesetzt und in Arabien wie Weihrauch als Rauchopfer verbrannt. In den meisten Räucherstäbchen indischer, tibetischer und nepalesischer Herkunft ist Guggul ein wichtiger Bestandteil.

Übrigens: Der indische Name »Guggulu« bedeutet »was vor Krankheiten schützt«. Das Harz des Guggulbaums *Commiphora spp.* wird »Indische Myrrhe« oder »Indisches Bdellium« genannt. Das in antiken Schriften erwähnte Bdellium wird nicht mehr gehandelt, da nicht sicher ist, aus welcher Pflanze es gewonnen wurde (vermutlich *Commiphora africana*). Ebenso wird der Indische Weihrauch aus *Boswellia serrata* unter der Bezeichnung »Guggul« verkauft. Beim Kauf sollte daher immer darauf geachtet werden, welche die Herkunftspflanze ist.

Holunder

Name:	*Sambucus nigra*
Familie:	*Adoxaceae,* Moschuskrautgewächse
Vorkommen:	Europa
Pflanzenteil:	Rinde, Blüten, Beeren, Holz, Mark
Duft:	würzig, erdig, herb, holzig (Holz und Rinde); lieblich, süß, honigartig (Blüten); bitter, fruchtig (Beeren)
Anwendung:	bei Abschied, Trauer, Rauhnächten, Träumen, Übergang; für Schutz
Wirkung:	segnend, heilend, stärkt die Ahnenverbindung

heimischer kleinwüchsiger Baum • Selbstsammler • alte Schutz-, Heil- und Zauberpflanze • Alpenschamanismus • giftig (außer Blüte und gekochte Frucht)

Holunder ist in ganz Europa heimisch und als Heil- und Zauberpflanze seit prähistorischen Zeiten in Verwendung. Viele Mythen und Aberglauben ranken sich um diesen Baum: Ein wohlwollender Hausgeist wohne in ihm, weshalb ein Holunder am Haus Glück bringen soll. Einen Holunder zu fällen, soll daher Unglück bringen und den Zorn des Feenvolks heraufbeschwören. Babywiegen dürfen nicht aus seinem Holz gefertigt sein, oder das Kind wird vom Feenvolk grün und blau gekniffen oder gar entführt. Auch galt der Holunder als ein Baum der Ahnen und als Schwellenbaum. Von seinen zahlreichen Anwendungen als Heilmittel ist der Blütentee als Fiebermittel bei allen Arten von Infekten am bekanntesten. Er reduziert Schleim, öffnet die Brust und treibt den Schweiß. Außerdem wirkt er mild sedierend und fördert den Schlaf. Die Blätter können bei Hautentzündungen eingesetzt werden. Die Beeren, zu Saft oder Sirup gekocht, stärken das Immunsystem und unterstützen die Blutbildung, roh wirken sie abführend. Zum Räuchern werden hauptsächlich Mark und Blüten genutzt, denn alle anderen Teile des Holunders sind giftig. Die zarten Holunderblüten sollten vorzugsweise auf dem Stövchen verräuchert werden.

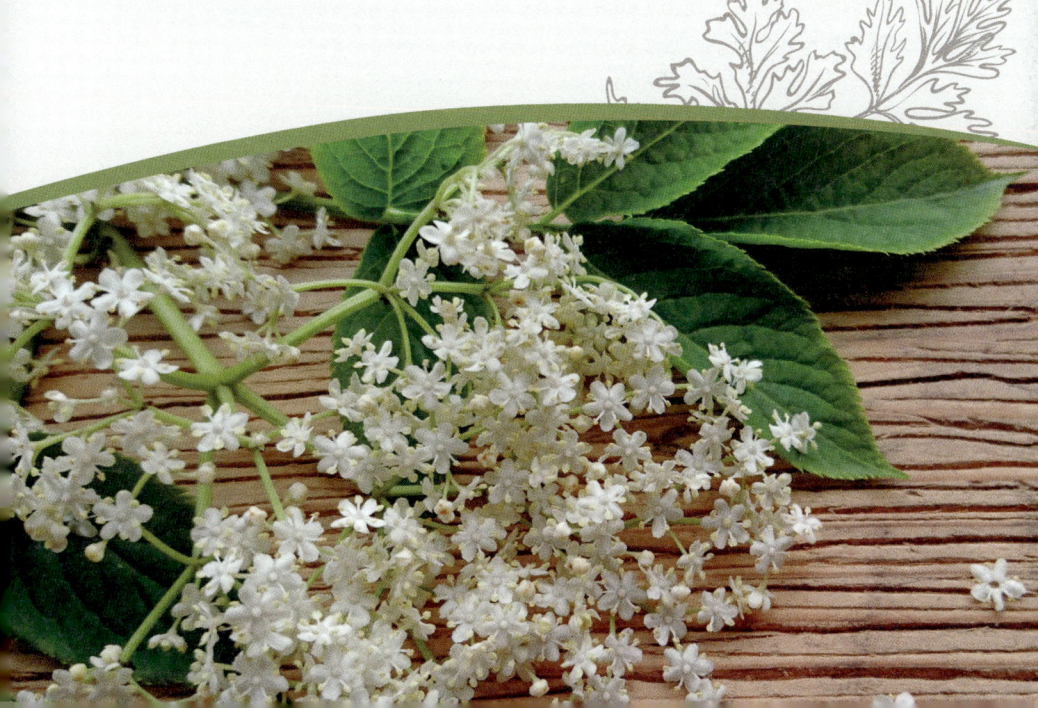

Hopfen

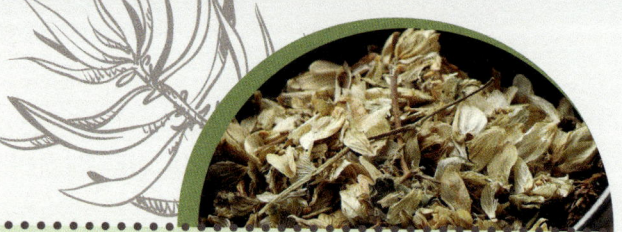

Name:	*Humulus lupulus*
Familie:	*Cannabaceae*, Hanfgewächse
Vorkommen:	Mitteleuropa
Pflanzenteil:	Zapfen (Blüten), junge Blätter, Drüsen der weiblichen Blütenzapfen (Hopfenmehl)
Duft:	herb, aromatisch, hopfig
Anwendung:	bei Muskelverspannungen, Schlafstörungen, Träumen, Neuanfang, Rauhnächten; für Harmonie, Balance
Wirkung:	beruhigend, entspannend

traditionell in Mitteleuropa • bekannt aus der Bierbrauerei

Hopfen war ursprünglich in Südeuropa heimisch, bevor er sich in den Norden ausgebreitet hat. Er ist heute eher selten als Wildpflanze zu finden, dafür wird er für die Bierbrauerei reichlich in Kultur angebaut. In der Naturheilkunde und beim Räuchern finden die Hopfendrüsen Verwendung, die die weiblichen Blütenzapfen unter den dachziegelartig angeordneten Schuppen tragen. Bekannt ist die beruhigende Wirkung des Hopfens, bei depressiven Menschen allerdings kann er die Trauer verstärken und sollte deshalb nicht verräuchert werden (das Gleiche gilt für das Trinken von hopfenhaltigem Bier). Weniger bekannt ist, dass die weiblichen Blüten Phytoöstrogene enthalten, die bei Wechseljahresbeschwerden helfen können.

Hopfen wird besser auf dem Räuchersieb als auf Kohle verräuchert, in kleinen Mengen und in Mischungen. Er ist ein wunderbarer Bestandteil einer Schlaf fördernden Abendräucherung.

Iris (Schwertlilie)

Name:	*Iris germanica, Iris cretica*
Familie:	*Iridaceae*, Schwertliliengewächse
Vorkommen:	Europa
Pflanzenteil:	Wurzel
Duft:	leicht, warm, mild
Anwendung:	bei psychischen Blockaden, Trauer, Sterbebegleitung, Übergangsritualen; für Liebe, spirituelle Öffnung
Wirkung:	inspirierend, befreiend, schmerzlindernd

selten als Wildpflanze • Gartenpflanze

Die Wurzel der Iris oder Schwertlilie muss einige Jahre lagern, bis sie ihren typischen, leicht veilchenartigen Geruch entwickelt. Wenn Kinder Zahnungsbeschwerden haben, wird heute noch manchmal eine Iriswurzel unter dem Namen »Veilchenwurzel« zum Kauen gegeben. Pulverisiert dient sie hauptsächlich als Trägersubstanz für ätherische Öle. Pur verräuchert, löst sie seelische Blockaden, heilt alte Wunden und hilft beim Loslassen, besonders in der Sterbebegleitung, wo sie sowohl Angehörige als auch Sterbende unterstützt.

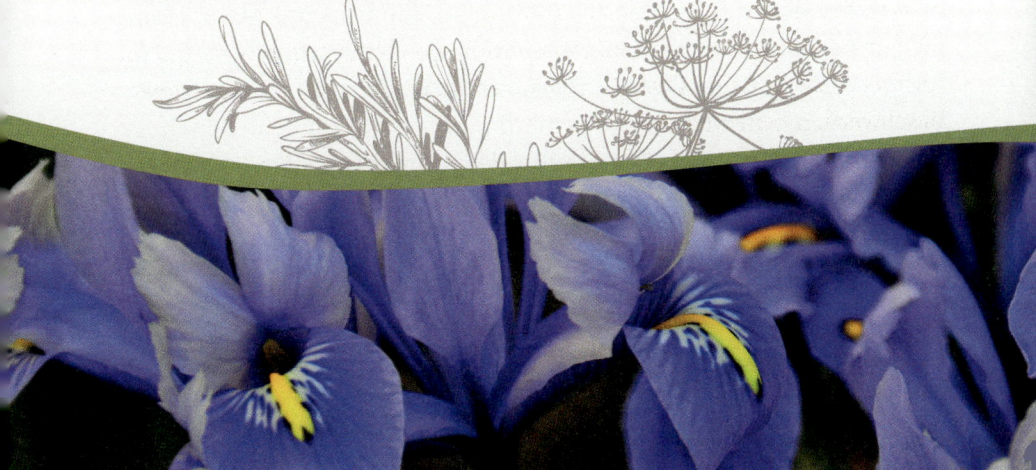

Johanniskraut

Name:	*Hypericum perforatum*
Familie:	*Hypericaceae*, Johanniskrautgewächse
Vorkommen:	weltweit
Pflanzenteil:	Blüten
Duft:	kaum Eigengeruch, leicht würzig, heuartig
Anwendung:	bei Schlafstörungen, Geisterverbannung, Sommersonnenwende, Wintersonnenwende; für Schutz, Reinigung der Atmosphäre; als Lichtbringer, Wetterpflanze
Wirkung:	antidepressiv, stimmungsaufhellend, beruhigend, nervenstärkend, tröstend

heimische Wildpflanze • traditionell in Nord- und Mitteleuropa • alte Schutz- und Heilpflanze • Selbstsammler • für Mischungen

Johanniskraut gilt in fast jeder Kultur als heilig, und ihm werden Dämonen abwehrende Kräfte nachgesagt. So wird es auch bei uns, wenn es zur Sommersonnenwende strahlend gelb blüht, von alters her als Bannkraut für böse Geister und Zauber verwendet. Das aus seinen Blüten gewonnene Rotöl wird zur Wundheilung, bei Muskelkater, Ischiasbeschwerden und Hexenschuss eingesetzt. Johanniskraut schmückt um Maria Himmelfahrt den Altar und ist Teil des traditionellen Kräuterbuschens, der in katholischen Gegenden heute noch gesammelt und nach der kirchlichen Weihe z. B. zur Abwehr von Gewittern verbrannt wird. Medizinisch ist heute die Wirkung des Johanniskrauts als Antidepressivum nachgewiesen.

Kalmus

Name: *Acorus spp.*
Familie: *Acoraceae*, Kalmusgewächse
Vorkommen: ursprünglich Asien, weitverbreitet
Pflanzenteil: Wurzel
Duft: herb, aromatisch, streng
Anwendung: bei Stress; für Konzentration, Schutz, Erfolg, Selbstbewusstsein, Energie
Wirkung: nervenstärkend, beruhigend, ausgleichend, energetisierend, stark aufbauend

in Mischungen • orientalisch • in der Bibel erwähnt • in hohen Dosen leicht giftig

Kalmus wird seit vielen Tausend Jahren in China insbesondere als Magenmittel eingesetzt. Die pulverisierte Wurzel ist Bestandteil indischer und ostasiatischer Curry-Mischungen. Wann Kalmus aus seiner asiatischen Heimat zu uns gekommen ist, ist nicht bekannt. Im alten Ägypten war es Bestandteil der berühmten traditionellen Kyphi-Räucherkugeln, in Mesopotamien Opfergabe an die Götter, und in Nordamerika wurde es als Schnupfpulver verwendet. Im Ayurveda ist es nicht nur ein probates Mittel bei Schock, sondern auch ein Aphrodisiakum, und in der Bibel wird es sowohl als Räucherstoff als auch als Zutat eines heiligen Salböls beschrieben. Zum Räuchern wird die Wurzel klein geschnitten, geraspelt oder pulverisiert. Aufgrund seines strengen Geruchs wird Kalmus selten pur verräuchert, sondern in Mischungen. Es sollte auch nur in kleineren Mengen verwendet werden, da große Dosen toxisch wirken können.

Kamille

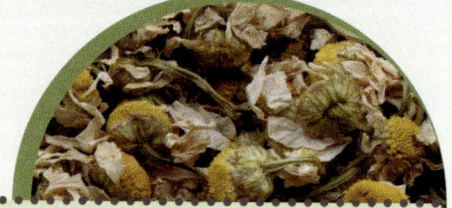

Name:	*Matricaria recutita, Matricaria chamomilla*
Familie:	*Asteraceae*, Korbblütler
Vorkommen:	weltweit
Pflanzenteil:	Blüte, Kraut
Duft:	balsamisch, sanft, süß, krautig
Anwendung:	bei Magen-Darm-Beschwerden, Stress, Angst, Schlafstörungen, Meditationen, Sommersonnenwende; für Heilung, Harmonie; als Sonnenkraut
Wirkung:	entzündungshemmend, beruhigend, entspannend

heimische Wildpflanzen • eine der ältesten Heilpflanzen • bekannt und beliebt • Mutterkraut

Die Kamille ist bei uns seit der Steinzeit als Heilkraut bekannt und populär. Kamillentee wird vor allem bei Bauchschmerzen, Magen-Darm-Erkrankungen, Erkältungen und Entzündungen getrunken und kann auch benutzt werden, um Wunden oder entzündete Hautpartien zu waschen. Kamille beruhigt den Geist und hilft beim Einschlafen. Als »Mutterkraut« hilft sie als Sitzbad bei Unterleibsbeschwerden.

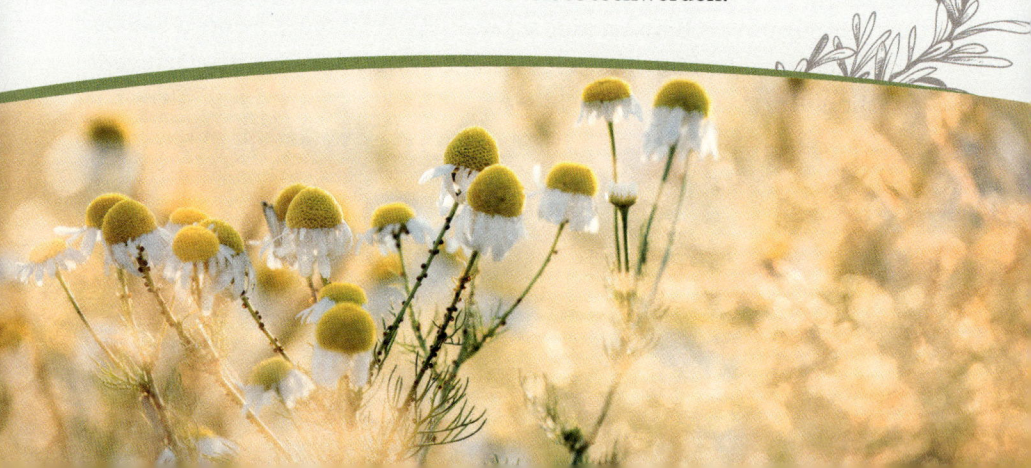

Kampfer

Name:	*Cinnamomum camphora*
Familie:	*Lauraceae*, Lorbeergewächse
Vorkommen:	China, Japan, Taiwan
Pflanzenteil:	Destillat aus Pflanzenteilen
Duft:	kräftig, würzig, scharf, minzig
Anwendung:	bei Rheuma, Erkältung; für Insektenabwehr
Wirkung:	entkrampfend, nervenstärkend, stimmungsaufhellend, stabilisierend, stark reinigend, klärend

traditionell in Asien • nur in natürlicher Form verräuchern • Tigerbalsam

Kampfer ist ein Wasserdampfdestillat vorwiegend aus Rinde und Holz des Kampferbaums *Cinnamomum camphora*. Nicht nur in Asien, sondern auch bei uns ist Kampfer bekannt zum Einreiben bei Erkältungskrankheiten, Rückenschmerzen (Tigerbalsam) oder Rheuma. In China wurde er gegen Kopfschmerzen gegeben, im Ayurveda aufgrund seiner kühlenden Eigenschaften zur Nervenberuhigung. Verräuchert wurde er vor allem in Südindien bei Pujas (insbesondere zu Ehren Shivas) und zur Meditation. In Arabien wurde der Rauch verwendet, um die Lust zu unterdrücken. Im Handel ist heute hauptsächlich synthetischer Kampfer erhältlich, der nicht innerlich angewendet und auch möglichst nicht verräuchert werden sollte.

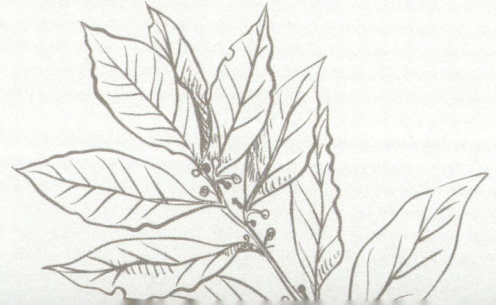

Kardamom

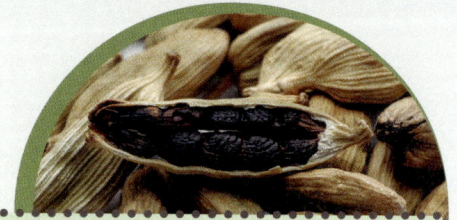

Name: *Elettaria cardamomum*
Familie: *Zingiberaceae*, Ingwergewächse
Vorkommen: Südindien, Guatemala, Tansania
Pflanzenteil: Samen
Duft: angenehm, exotisch, frisch
Anwendung: für Liebe, Selbstbewusstsein, Mut, Partnerschaft, Zielstrebigkeit, Insektenabwehr
Wirkung: nervenstärkend, aphrodisierend, harmonisierend, bringt Energie in Fluss, antiseptisch, desinfizierend

Gewürz • orientalisch

Der Grüne Kardamom stammt ursprünglich aus Südindien, dem Irak und Thailand, wird aber heute vorwiegend in Guatemala und auch Tansania angebaut. Wir kennen Kardamomsamen hauptsächlich als Gewürzzutat für arabische und orientalische Gerichte. Als Heilmittel wirken sie gegen Blähungen und stärken den Magen und die Nerven. Verräuchert wurde Kardamom jedoch schon im alten Ägypten. Die Samen sollten erst kurz vor dem Räuchern zerkleinert werden, da die flüchtigen Stoffe sonst zu schnell verfliegen.

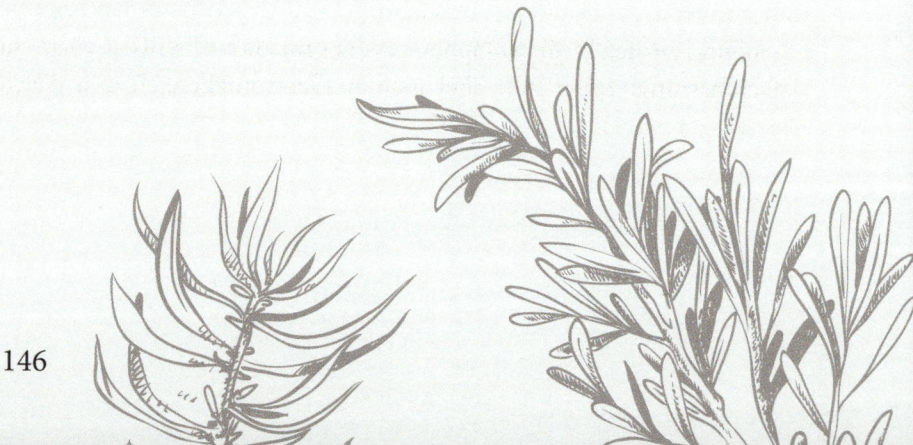

Kiefer

Name:	*Pinus sylvestris* (Waldkiefer), *Pinus mugo* (Bergkiefer), *Pinus cembra* (Zirbe/Arve)
Familie:	*Pinaceae*, Kieferngewächse
Vorkommen:	Europa
Pflanzenteil:	Rinde, Harz, Zapfen, Nadeln, Triebspitzen
Duft:	balsamisch, warm, sanft, harzig, waldig
Anwendung:	bei Atembeschwerden; für Schutz, Energie
Wirkung:	entspannend, beruhigend, wärmend, stärkend, energetisierend, antiseptisch, durchblutungsfördernd, stärkt das Herz und die Lunge

heimischer Baum • traditionell

Wie die Fichte gehört ihre Verwandte, die Kiefer, zu den ältesten heimischen Räucherstoffen. Anzutreffen sind Kiefern auf allen Kontinenten, wobei sie am typischsten für die großen Nadelwälder Nordeuropas sind. Fast alle ihre Teile können sinnvoll verwendet werden. Als Naturheilmittel hilft Kiefernharz bei Lungenerkrankungen, und bei Räucherungen wurde es genutzt, um böse Geister zu vertreiben. Das Harz entspannt die Nerven, beruhigt Geist und Seele und bringt diese wieder in Einklang. Dem Kiefernharz werden in einem Destillationsverfahren die Terpentinöle entzogen, und zurück bleibt Kolophonium, das im Handel als Bogenharz für Streichinstrumente verkauft, aber auch im Elektronikbereich zum Weichlöten eingesetzt wird.

Lärche

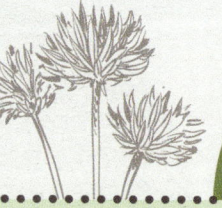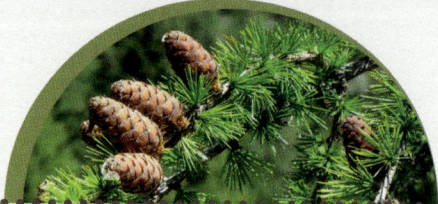

Name:	*Larix decidua*
Familie:	*Pinaceae*, Kieferngewächse
Vorkommen:	Europa
Pflanzenteil:	Harz, Zapfen, Rinde, Nadeln, Holz
Duft:	edel, kräftig, balsamisch, erfrischend, waldig
Anwendung:	bei Depressionen, Atemwegsbeschwerden, Nervosität, Unsicherheit; für Selbstvertrauen, Mut
Wirkung:	antiseptisch, durchblutungsfördernd, entzündungshemmend, entkrampfend, wärmend, stimmungsaufhellend, entspannend, anregend, kräftigend, motivierend

heimischer Baum • traditionell z. B. im Alpenraum

Die Lärche ist der einzige Nadelbaum, der wie die Laubbäume im Winter seine Nadeln abwirft. Viele Geschichten und Bräuche ranken sich um sie. Teile der Lärche sind seit Langem Bestandteil von Räucherungen, die Glück anziehen oder zu einem frohen Neubeginn verhelfen sollen. Wie die meisten anderen Nadelbaumharze hilft Lärchenharz bei Atemwegsbeschwerden, besonders bei festsitzendem Schleim. Aus der Lärche wurde früher das heilende Harz »Venezianisches Terpentin« gewonnen, das zur Blutstillung, bei Ohrenschmerzen, Hautkrankheiten und anderen Leiden eingesetzt wurde. Auch mit Lärchenterpentin (Lärchenbalsam) kann geräuchert werden.

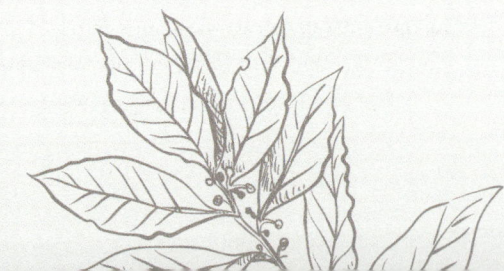

Lavendel

Name:	*Lavandula angustifolia*
Familie:	*Lamiaceae*, Lippenblütler
Vorkommen:	Europa
Pflanzenteil:	Blüte, Blätter, ganzes Kraut
Duft:	erfrischend, lieblich, süß
Anwendung:	bei Schlafstörungen, Nervosität; für Harmonie, Schutz, Reinigung, Inspiration, Divination, Intuition, Insektenabwehr
Wirkung:	energetisierend, stärkend, beruhigend, reinigend, klärend, desinfizierend, krampflösend, antibakteriell

mediterrane Wildpflanze • Gartenpflanze • bekannt und beliebt • traditionell seit der Antike

Wilder Lavendel wuchs ursprünglich im südwestlichen Europa, wanderte aber mit den Römern in den Rest der Welt. Sein Name leitet sich von lateinisch »lavare« ab, was »waschen« bedeutet. Seit dem 8. Jahrhundert wird Lavendel nördlich der Alpen angebaut. So ist er auch bei uns eine beliebte Pflanze in Gärten und öffentlichen Anlagen. Die größten Felder und besten Qualitäten finden sich jedoch auch heute noch entlang des Mittelmeers. In diesen Gegenden erfreut Lavendel sich schon seit der Antike großer Beliebtheit. Im alten Rom wurde er als Badezusatz genutzt, und die alten Griechen und Perser verwendeten Lavendel, um Krankenzimmer auszuräuchern. Er vertreibt Mücken, Motten und Bakterien genauso wie energetische Blutsauger und negative Schwingungen.

Gern wird er verwendet, um Kinderzimmer zu reinigen, sodass die Kinder nach dem Tag Ruhe finden können. Die Kinder und Säuglinge selbst wurden ebenfalls damit abgeräuchert und dadurch gereinigt und gesegnet. Neuere Studien haben jedoch ergeben, dass Lavendel ein Phytoöstrogen enthält, das bei Kindern vor der Pubertät das Brustwachstum anregt. Es sollte deshalb bei kleinen Kindern mit Bedacht eingesetzt werden.

Medizinisch belegt ist die Wirksamkeit von Lavendel als Einschlafhilfe, bei Unruhe und nervösen Magen-Darm-Störungen. Dabei wirkt Lavendel ähnlich wie Hopfen in kleinen Dosen anregend, in größeren Dosen entspannend.

Die Blüten können beim Räuchern explodieren, was zu Brand- oder Schmorflecken auf Teppich, Möbeln und Kleidung und kleineren Verbrennungen der Haut führen kann. Deshalb sollten sie zermahlen werden.

Lorbeer

Name:	*Laurus nobilis*
Familie:	*Lauraceae*, Lorbeergewächse
Vorkommen:	Mittelmeerraum
Pflanzenteil:	Blätter
Duft:	warm, leicht würzig, krautig, aromatisch
Anwendung:	bei Träumen, Weihungen, Zukunftsschau, Anrufungen, Rauhnächten; für Konzentration, Selbstvertrauen, innere Sicherheit, Selbsterkenntnis, Reinigung, Kraft, Erfolg, Visionen
Wirkung:	antiseptisch, desinfizierend, beruhigend, öffnet das Dritte Auge

Küchenkraut • traditionell in Südeuropa • seit der Antike in Griechenland und Rom

Lorbeer ist seit der Antike eine beliebte Gewürzpflanze, die im Mittelmeerraum früh kultiviert wurde. In Griechenland gilt er als Allheilmittel und wurde Gott Apollo zu Ehren um die Tempel herum angepflanzt. Das berühmte Orakel von Delphi verräucherte Lorbeer zusammen mit Bilsenkraut, um seinen Geist zu klären, das Dritte Auge zu öffnen und Visionen zu empfangen. Im Alpenraum wurde Lorbeer zum Dreikönigstag am 6. Januar verräuchert, um die letzten Rauhnachtgeister zu vertreiben und die Kraft der Sonne für das neue Jahr in Stube und Stall einzuladen. Lorbeer sollte in kleinen Mengen bzw. in Mischungen verräuchert werden.

Mädesüß (Wiesenkönigin)

Name:	*Filipendula ulmaria*
Familie:	*Rosacaea*, Rosengewächse
Vorkommen:	Europa
Pflanzenteil:	Blüten, Kraut
Duft:	vanillig, mandelartig, süß, warm, zart
Anwendung:	bei Rheuma, Grippe, Magenschmerzen, Übergangsritualen, Neuanfängen, Träumen, Sommersonnenwende; für Liebe, Intuition, Schutz, Altes loslassen; als Lichtbringer, Frauenkraut
Wirkung:	beruhigend, antiseptisch, desinfizierend, keimtötend, schmerzlindernd

heimische Wildpflanze • Selbstsammler • traditionelle Heilpflanze

Mädesüß war ursprünglich auf den britischen Inseln beheimatet und wanderte von dort nach Südeuropa. Erst spät kam es auch nach Deutschland. Madesüß war eine der Pflanzen, die verwendet wurden, um Blodeuwedd zu erschaffen, die weibliche Sagengestalt der keltischen Mythologie von Wales. Daher wird sie auch heute noch mit jungfräulichen Göttinnen und Bräuten assoziiert. Mädesüß galt als Heilpflanze des Viehs, insbesondere des Milch gebenden. So wurden Kühe und Ziegen mit Mädesüß abgeräuchert, und ihre Euter wurden mit einem Absud gewaschen. Auch Bienenstöcke wurden damit ausgewaschen. Als Heilpflanze hilft Mädesüß bei rheumatischen Beschwerden und bei Grippe. Es enthält Salicylsäure und ist die Namensgeberin für Aspirin (nach seinem früheren lateinischen Namen *Spiraea ulmaria*). Exzellent wirkt die Pflanze als Tee gegen alle Formen von Magenschmerzen. Als Räucherung vertreibt sie Krankheitserreger sowie Anhaftungen an die Vergangenheit. Sie bringt Licht in unser Leben. Die zarten Blüten werden am besten pur auf dem Sieb verräuchert.

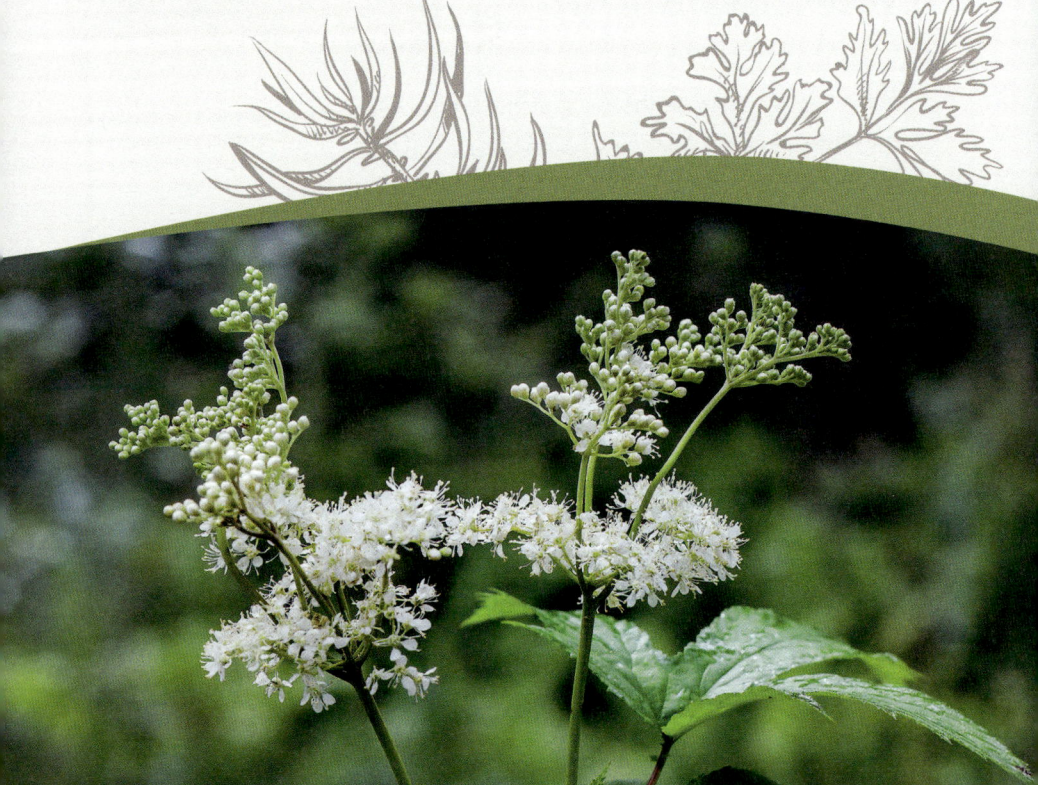

Mastix

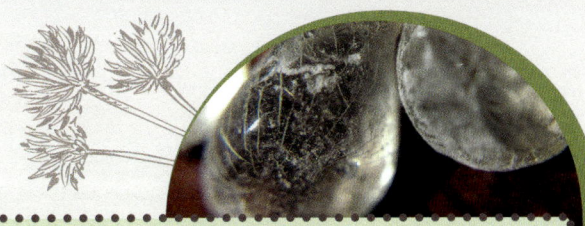

Name:	*Pistacia lentiscus*
Familie:	*Anacardiaceae*, Sumachgewächse
Vorkommen:	Mittelmeerraum
Pflanzenteil:	Harz
Duft:	zitronig, frisch, fruchtig
Anwendung:	bei Anrufungen, Weihungen, Meditationen; für Energie, Kraft, Intuition, Visionen, Geborgenheit, Glück, Spiritualität; als Seelenbalsam, Lichtbringer
Wirkung:	belebend, aufbauend, magisch, klärend, reinigend

griechisch • für Räuchermischungen • in Griechenland Aromastoff

Mastix, auch »Pistazienharz« genannt, stammt ausschließlich von der Insel Chios in der Ägäis und ist bekannt als die »Tränen von Chios«. In Griechenland wird Mastix heute noch verwendet, um Gebäck, Likör und Wein zu aromatisieren. Gemischt mit verschiedenen anderen Räucherstoffen und weißem Wachs wird aus ihm »Wachsmastix« hergestellt, das als Duftstoff in der griechisch-orthodoxen Kirche dient. Der Rauch öffnet uns nach oben und für den Empfang von Visionen und reinigt Körper wie Seele. In Räuchermischungen verstärkt Mastix den Geruch der Einzelkomponenten und hilft, sie zu einem harmonischen Ganzen zu verbinden.

Melisse

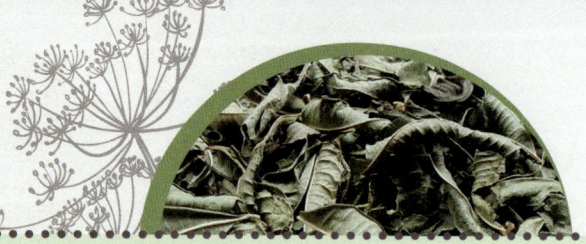

Name:	*Melissa officinalis*
Familie:	*Lamiaceae*, Lippenblütler
Vorkommen:	Europa, Südamerika, Vorderasien
Pflanzenteil:	Blätter
Duft:	zitronig, würzig
Anwendung:	bei Angst, Schlafstörungen, Schock, Stress, Trauer, Abendräucherungen; für Konzentration, Stärke, Freude, Erfolg, Insektenabwehr
Wirkung:	beruhigend, entspannend, harmonisierend, nervenstärkend, stimmungsaufhellend

heimische Gartenpflanze • Küchenkraut • Selbstsammler • Bienenweide • Teil des Kräuterbuschen

Medizinisch wurde die Melisse schon im Altertum verwendet. Ihre Verbreitung ins restliche Europa geht, wie bei vielen anderen Mittelmeerkräutern, auf Karl den Großen zurück. Schon Hildegard von Bingen empfahl die Melisse zur Stärkung des Herzens und für ein »fröhliches Herz« und gute Träume. Die Karmeliter, die Mitglieder des Ordens der Brüder der allerseligsten Jungfrau Maria vom Berg Karmel, erfanden den Melissengeist »Klosterfrau«, der zur Nervenstärkung gereicht wird. Melisse stärkt außerdem den Magen-Darm-Trakt, hilft bei Erkältungen und Fieber und gehört in den Kräuterbuschen. Die Verwendung der Melisse als Rauchkraut ist nicht üblich, da ihr Eigengeruch rasch verfliegt. Sie wirkt dennoch und ist ein unverzichtbarer Bestandteil beruhigender Räuchermischungen.

Minze

Name:	*Mentha x piperita, Mentha spp.*
Familie:	*Lamiaceae*, Lippenblütler
Vorkommen:	Europa
Pflanzenteil:	Kraut, Blätter
Duft:	minzig, krautig, erdig
Anwendung:	für Reinigung, Heilung, Konzentration, Vitalität, Zentrierung
Wirkung:	desinfizierend, anregend, energetisierend, klärt die Gedanken

Kultur- und Gartenpflanze • einige Arten wildwachsend • bekannt und beliebt

Die Minze war ursprünglich im südlichen Europa zu Hause und wurde, wie viele andere Heilpflanzen, von den Römern zu den germanischen Völkern gebracht. Die meisten heute bekannten Minz-Arten sind erst seit dem 17. Jahrhundert entstanden – Pfefferminze gibt es seit der Renaissance. Ihre bekannteste Anwendung ist als Tee, der nicht nur gut schmeckt, sondern gegen Bauchschmerzen und Übelkeit hilft. In heißen Gegenden wird traditionell Minztee getrunken, da er kühlt und erfrischt. Minze wirkt mild anregend und antidepressiv, befreit die Atemwege und reinigt die Luft. Als Räucherstoff wurde sie von den alten Griechen zur Belebung bei Ohnmacht und zur Anregung des Geistes eingesetzt. Beim Räuchern entfalten die verschiedenen Arten ganz unterschiedliche Düfte.

Mistel

Name:	*Viscum album*
Familie:	*Santalaceae*, Sandelholzgewächse
Vorkommen:	Eurasien, Nordafrika
Pflanzenteil:	alle Teile
Duft:	kaum Eigengeruch
Anwendung:	bei Bluthochdruck, Epilepsie, Rauhnächten, Divination, Träumen; für Schutz
Wirkung:	transformierend, erhellend, öffnend, entkrampfend, beruhigend, stärkt die Ahnenverbindung

heimische Wildpflanze • keltische Ritualpflanze • halb-schmarotzend häufig auf Apfelbaum, Pappel, Weißdorn und Kiefer • Selbstsammler • giftig

Arten der Gattung *Viscum* sind in allen Zonen der Alten Welt zu finden. Die weißbeerige Mistel kommt in drei Unterarten vor, die nach ihren Wirtsbäumen in die Laubholz-Mistel, die Tannen-Mistel und die Kiefern-Mistel unterschieden werden. Mistelpräparate werden bei Bluthochdruckkrisen, Epilepsie und Krampfanfällen eingesetzt sowie als Unterstützung in der Tumortherapie.

Ihre traditionelle Verwendung kennen wir vor allem aus den »Asterix«-Heften – sie war den keltischen Druiden heilig. Beim rituellen Mistelschneiden wurde darauf geachtet, dass die Mistel, die ohne Kontakt zum Erdboden wächst und somit ein »himmlisches« Gewächs ist, in einem Tuch aufgefangen wird, da es hieß, dass sie ihre Kraft verliere, wenn sie den Boden berühre. Die Kelten glaubten auch, man könne sich mit ihrer Hilfe unsichtbar machen. Mistelrauch öffnet uns für unser Unterbewusstsein und bringt Dinge aus dem Unbewussten und auch aus den Träumen ans Tageslicht, sodass wir sie verstehen können. Sie transformiert negative Schwingungen – auch Strahlung – in positive und bringt die Energie zum Fließen. Lebend zwischen Himmel und Erde, grün und fruchttragend im Winter, gilt sie als besonderes Lebewesen und Symbol für ewiges Leben und Wiedergeburt. Sie kann uns helfen, mit unseren Ahnen Kontakt aufzunehmen. Mistel sollte sparsam verwendet werden, da sie in allen Teilen giftig ist, und sie ist geeigneter für Mischungen als für Einzelräucherungen.

Übrigens: Da die weiße Mistel ihre Nährstoffe ihrem Wirtsbaum entzieht, nimmt sie auch dessen Energie an, enthält demnach auch die Essenz des Wirtsbaums. Das kann beim Räuchern berücksichtigt werden. Die Mistel sollte nur von Bäumen geschnitten werden, auf denen sie häufig vorkommt und zahlreich vertreten ist. Misteln wachsen sehr langsam und sind auf einigen Baumarten selten. Trägt ein Baum jedoch eine große Zahl von Misteln, tut es ihm in der Regel gut, ein paar davon abzugeben.

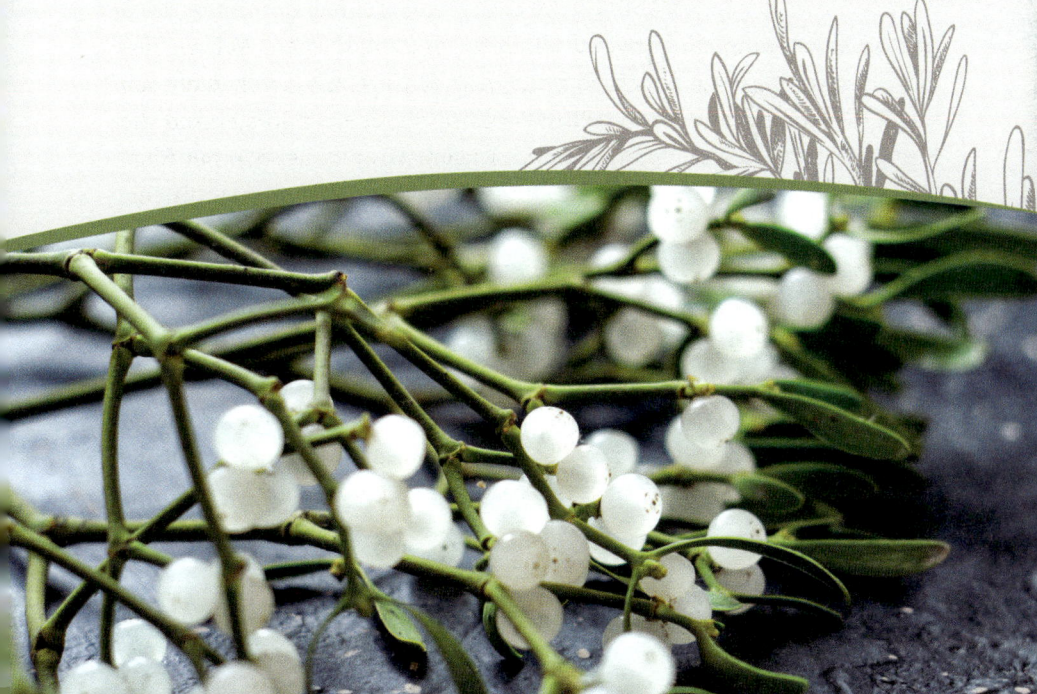

Muskat/Macis

Muskatnuss kennen wir als Gewürz, von dem man nicht zu viel zu sich nehmen darf, da der eigentümliche Geschmack schnell dominiert. Muskat ist außerdem recht giftig, sobald mehr als zwei oder drei ganze Nüsse gegessen werden. Auch beim Räuchern ist Muskat mit viel Bedacht und in kleinsten Mengen einzusetzen, da er Kopfschmerzen und Übelkeit hervorrufen kann. Geräuchert werden kann mit einer geriebenen oder geraspelten Nuss oder mit Muskatblüten/Macis (dem Mantel des Samens). Muskat öffnet das Dritte Auge und lässt uns Visionen empfangen. Besser wirkt er auf dem Stövchen, auf Kohle wird sein Geruch schnell bitter.

Myrrhe

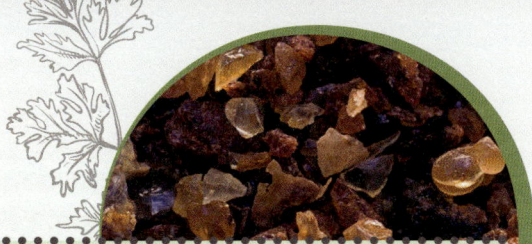

Name: *Commiphora myrrha*

Familie: *Burseaceae*, Balsambaumgewächse

Vorkommen: Somalia

Pflanzenteil: Harz

Duft: balsamisch, würzig, bitter

Anwendung: bei Meditationen, Divination; für innere Ruhe, Heilung, Erfolg, Glück, Zufriedenheit, Reinigung, Segnung, Dankbarkeit

Wirkung: stärkend, revitalisierend, erdend, beruhigend, schützend, desinfizierend, entzündungshemmend, verlangsamend

traditionell • orientalisch • in der Bibel erwähnt

Die Gattung *Commiphora myrrha,* die in Ostafrika, Arabien und Indien vorkommt, umfasst gut 150 Myrrhe-Arten. Alle bilden Harze, die unter verschiedenen Namen als Räucherstoffe und Heilmittel zum Teil seit dem Altertum bekannt sind. Dazu gehören unter anderem Guggul, Opoponax und Bdellium. Myrrhe ist eines der ältesten Räucherharze und wird häufig in der Bibel erwähnt, wobei es fraglich ist, ob es sich immer um das Harz der *Commiphora myrrha* handelt. Myrrhe wurde in Ägypten rituell mittags zu Ehren des Sonnengottes Ra verräuchert. In Griechenland war sie Bestandteil der Räuchermischungen des Orakels von Delphi und Teil der Opfermischungen.

Myrrhe wird noch heute als Tinktur bei Entzündungen in Mund und Rachen angewendet und ist eine Zutat der als »Schwedenkräuter« bekannten Heilkräutermischung. Sie wirkt heilend und beruhigend, sollte jedoch nicht bei Depressionen angewendet werden, da sie das Gefühl der Traurigkeit verstärken kann. In Räuchermischungen bewirkt Myrrhe eine Harmonisierung und Verbindung der Einzelsubstanzen. Sie hat einen hohen Schmelzpunkt, deshalb sollten große Stücke zerkleinert werden (z. B. im Mörser), da sonst nicht die nötige Temperatur erreicht werden kann.

Myrte

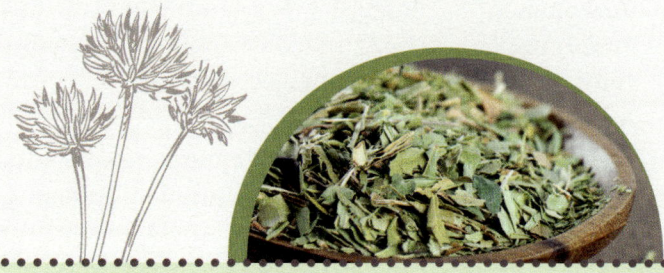

Name: *Myrtus communis*
Familie: *Myrtaceae*, Myrtengewächse
Vorkommen: Mittelmeerraum
Pflanzenteil: Blätter, Zweigspitzen, auch getrocknete Beeren
Duft: krautig, würzig, herb
Anwendung: bei Angst, Reizbarkeit, Gebeten, Divination; für Harmonie, Reinigung, Schönheit, Verzeihen, Loslassen, Konzentration
Wirkung: ausgleichend, kräftigend, schmerzlindernd, öffnend

in der Bibel erwähnt • wichtiger antiker Räucherstoff • traditionell als Hochzeitsschmuck und Brautstrauß • auch als Gewürz und aromatisierender Zusatz • verwandt mit Teebaum • bekannte Zimmerpflanze

Myrte ist ein weiterer Räucherstoff, der seit dem Altertum bekannt ist und auch in der Bibel Erwähnung findet. Die Hebräer verwendeten sie als Medizin und bauten ihre rituellen Laubhütten unter anderem aus ihren Zweigen. In Ägypten wurde Totenschmuck aus ihr hergestellt. Im alten Persien diente Myrte zusammen mit Lorbeer als ritueller Räucherstoff. Sie war der griechischen Liebesgöttin Aphrodite geweiht, ebenso wie der römischen Venus. Seit der Antike diente sie als traditioneller Brautschmuck und sollte Glück in der Ehe verheißen. Medizinisch angewendet, soll Myrtenrauch Schmerzen stillen.

Narde

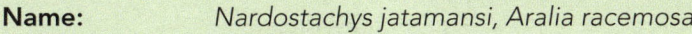

Name:	*Nardostachys jatamansi, Aralia racemosa*
Familie:	*Valerianaceae*, Baldriangewächse; *Araliaceae*, Araliengewächse
Vorkommen:	Himalaya/Nordamerika
Pflanzenteil:	Wurzel
Duft:	erdig, moschusähnlich, holzig, würzig
Anwendung:	bei Angst, Unruhe, Schlafstörungen, Stress; für Liebe
Wirkung:	stark ausgleichend, beruhigend, erdend, löst energetische Anhaftungen

in der Bibel erwähnt • Pflanze vom Aussterben bedroht • heute ist vorwiegend Amerikanische Narde erhältlich • beide sind traditionelle Ritualstoffe

Die Indische Narde, von der die Wurzel verräuchert wurde, wächst in den Hochlagen des Himalaya. Sie ist bekannt aus Tempelweihrauchmischungen und Salbölen biblischer Zeiten. Seit der Antike weiß man, dass ihr Rauch stark sedierend wirkt. Die Pflanze ist heute vom Aussterben bedroht. Im Handel erhältlich ist die Wurzel der Amerikanischen Narde oder Aralie (*Aralia racemosa*), auch als »Kraftwurzel« bezeichnet, die bei den indigenen Völkern als Allheilmittel galt und verschiedentlich rituell und medizinisch eingesetzt wurde. Obwohl beide Pflanzen nicht miteinander verwandt sind, ähneln sie sich in ihrem Wirkspektrum.

Als Einzelräucherung riecht die Narde streng, deshalb sollte sie vor allem in Mischungen verwendet werden. Die Amerikanische Narde sollte unbedingt auf einem Sandbett verräuchert werden.

Nelke

Name:	*Syzygium aromaticum*
Familie:	*Myrtaceae*, Myrtengewächse
Vorkommen:	rund um den Indischen Ozean
Pflanzenteil:	getrocknete Blütenknospe
Duft:	warm, würzig
Anwendung:	für Konzentration, Intuition, Kreativität, Glück, Liebe, Loslassen, Selbstwert, Insektenabwehr
Wirkung:	aphrodisierend, harmonisierend, inspirierend, desinfizierend, reinigt die Aura

Gewürz • nicht verwandt mit den bekannten Blumen

Die Gewürznelke ist in keiner Weise mit den uns aus dem Blumenladen bekannten Nelken verwandt, sie ist auch nicht heimisch, sondern stammt ursprünglich von den Molukken und südlichen Philippinen. In China und der ayurvedischen Heilkunst wurde und wird ihr Öl bei Zahnschmerzen verwendet. Als Räucherung verwendet, diente sie der Vertreibung böser Geister. Sie ist häufiger Bestandteil indischer, japanischer und tibetischer Räucherstäbchen.

Opoponax-Myrrhe

Name:	*Commiphora guidottii, Commiphora erythraea*
Familie:	*Burseraceae*, Balsambaumgewächse
Vorkommen:	Somalia
Pflanzenteil:	Harz
Duft:	würzig, süßlich
Anwendung:	bei Nervosität, Meditationen, Segnungen; für Schutz, Reinigung, Erdung, Transformation, Partnerschaft, Intuition, Balance
Wirkung:	erdend, ausgleichend, entspannend, wärmend, leicht reinigend, gibt Geborgenheit

Opoponax, auch »Opopanax« geschrieben und »Bisabolol-Opoponax« genannt, ist ein Vetter der Myrrhe und wird auch als »Süße Myrrhe« bezeichnet. Ursprünglich wurde das Gummiharz von *Opoponax hispidus*, einem Doldenblütler der Galbanum-Verwandtschaft, als »Opoponax« bezeichnet. Heute gibt es das aber nicht mehr, und der Begriff wird synonym für Opoponax-Myrrhe verwendet. In seiner somalischen Heimat wird traditionell ein Auszug des Harzes benutzt, um nach einer Geburt oder einer rituellen Beschneidung den Unterleib zu baden und zu desinfizieren. Auch das Haus wird damit ausgeräuchert. Als Räucherstoff soll es die Wahrnehmungsfähigkeit stärken. Opoponax sollte frisch verräuchert werden, sonst verliert es an Duft.

Palo Santo

Name:	*Bursera graveolens*
Familie:	*Burseraceae*, Balsambaumgewächse
Vorkommen:	Südamerika (Peru, Ecuador)
Pflanzenteil:	Holz
Duft:	balsamisch
Anwendung:	bei Muskelschmerzen, Meditationen; für Wohlgefühl
Wirkung:	ausgleichend, zentrierend, antidepressiv, entspannend, antiseptisch, entzündungshemmend

traditionell in Mittel- und Südamerika • kann ohne Kohle verräuchert werden

Als Palo Santo, »Heiliges Holz«, wird das Kernholz des südamerikanischen Balsambaums *Bursera graveolens* bezeichnet. Seit den Zeiten der Inka wurde es in Südamerika als Räucherstoff und Öl zu rituellen und medizinischen Zwecken verwendet. Traditionell wurden damit die Atmosphäre sowie die Teilnehmenden von schamanischen Ritualen gereinigt und böse Geister gebannt. Das Holz ist so harzhaltig, dass es ohne Kohle verräuchert werden kann, indem kleine Späne oder Stücke direkt angezündet und zum Glimmen gebracht werden.

Ebenfalls als »Palo Santo« bezeichnet wird das Holz verschiedener Bäume der *Guaiacum*-Gattung, das als »Guajak« oder »Lignum vitae« (»Lebensholz«) im Handel erhältlich ist. Harze anderer mittel- und südamerikanischer *Bursera*-Arten werden als »Copal« bezeichnet.

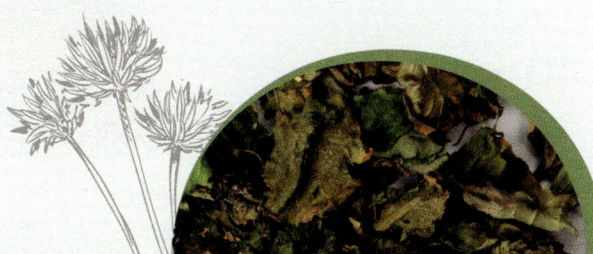

Patchouli

Name:	*Pogostemon patchouli, Pogostemon cablin*
Familie:	*Lamiaceae*, Lippenblütler
Vorkommen:	Indien
Pflanzenteil:	Kraut
Duft:	holzig, schwül, schwer, leicht erdig
Anwendung:	bei Angst, Meditationen; für Konzentration, Liebe, Insektenabwehr; als Aphrodisiakum
Wirkung:	entspannend, beruhigend, antidepressiv, harmonisierend, erdend, aphrodisierend

indisch • bekannter Räucherstoff

Das indische Patchouli (*Pogostemon cablin*) wird mit der Hippiekultur der 1960er-Jahre verbunden, in der es als Öl und in Räucherstäbchen Kultstatus erreichte. Es ist noch heute einer der bekanntesten und beliebtesten aphrodisierenden und sinnlichen Düfte. In Indien wird es verräuchert, um Fülle und Geld anzuziehen, oder zur Mottenabwehr zwischen die Kleidung gelegt. Patchouliöl wird bereits seit mehr als 1500 Jahren geschätzt. Am bekanntesten sind das Indische und das Javanische Patchouli. Die Pflanze ist mit der Minze verwandt.

Ringelblume

Name: *Calendula officinalis*
Familie: *Asteraceae*, Korbblütler
Vorkommen: Europa
Pflanzenteil: Blüten
Duft: blumig, leicht
Anwendung: für Schutz; als Lichtbringer, Sonnenpflanze
Wirkung: stimmungsaufhellend, wärmend, aufmunternd, tröstend, keimtötend, stärkt das Herz

wichtige Heilpflanzen • heimische Gartenpflanze • Selbstsammler • als Räucherpflanze eher unbekannt

Die Ringelblume oder Calendula ist der Sonnenschein in Blumenform. Bei uns wächst sie seit dem Mittelalter, nachdem sie von Südeuropa eingeführt wurde. Sie ist eine der wichtigsten Heilpflanzen zur Wundheilung, weil sie offene Wunden keimfrei hält und das Abheilen unterstützt. Eine Salbe aus Ringelblume hilft auch bei Entzündungen, Verbrennungen, Prellungen und blauen Flecken und ist heute fast in jedem Supermarkt zu finden. Als Tee oder Auszug hilft die Ringelblume bei Fieber und inneren Entzündungen. Die Blüten können roh gegessen werden. Ähnlich wie Gänseblümchen wurden Ringelblumen für Liebesorakel verwendet. Es empfiehlt sich das Räuchern auf einem Sieb, da die Blüten auf Kohle schnell verbrennen.

Rose

Name:	*Rosa spp.*
Familie:	*Rosaceae*, Rosengewächse
Vorkommen:	gemäßigte Zonen weltweit
Pflanzenteil:	Blütenblätter, Knospe
Duft:	blumig, zart, sinnlich, lieblich
Anwendung:	bei Meditationen, Gebeten, Eifersucht; für Liebe
Wirkung:	entspannend für Körper und Seele, stimmungsaufhellend, öffnet für Großzügigkeit und Güte, harmonisierend, kräftigend, herzöffnend, sinnlich, segnend

heimische Wildpflanze (Heckenrose) und Gartenpflanze • nicht alle Rosen duften • traditionell in Arabien

Die Rose wächst wild oder kultiviert fast überall auf der Welt. In der Antike wurde sie mit Liebe und Schönheit in Verbindung gebracht. Sie war der Göttin Venus geweiht, aber auch Mutter Maria (Rosenkranzgebet). Mit ihren wehrhaften Stacheln gilt sie als Schutzpflanze, steht für Schmerz und Trauer, Leben und Tod. Nicht nur zur Hochzeit werden Rosen getragen, sondern auch zum Begräbnis. Mit dem Rauch der Rose kann neben einem Haus auch ein Liebesabend gesegnet werden, und in Beziehungen aller Art hilft sie, Uneinigkeit mit einem offenem Herzen und mit Verständnis zu begegnen.

Besonders fein duften die Knospen der Damaszener-Rose (*Rosa damascena*), sehr intensiv sind auch unsere heimischen Wildrosen, die Heckenoder Hundsrose (*Rosa canina*) und die Feldrose (*Rosa arvensis*). Nicht zuletzt geben Rosenblätter oder -knospen Räuchermischungen einen attraktiven Farbakzent.

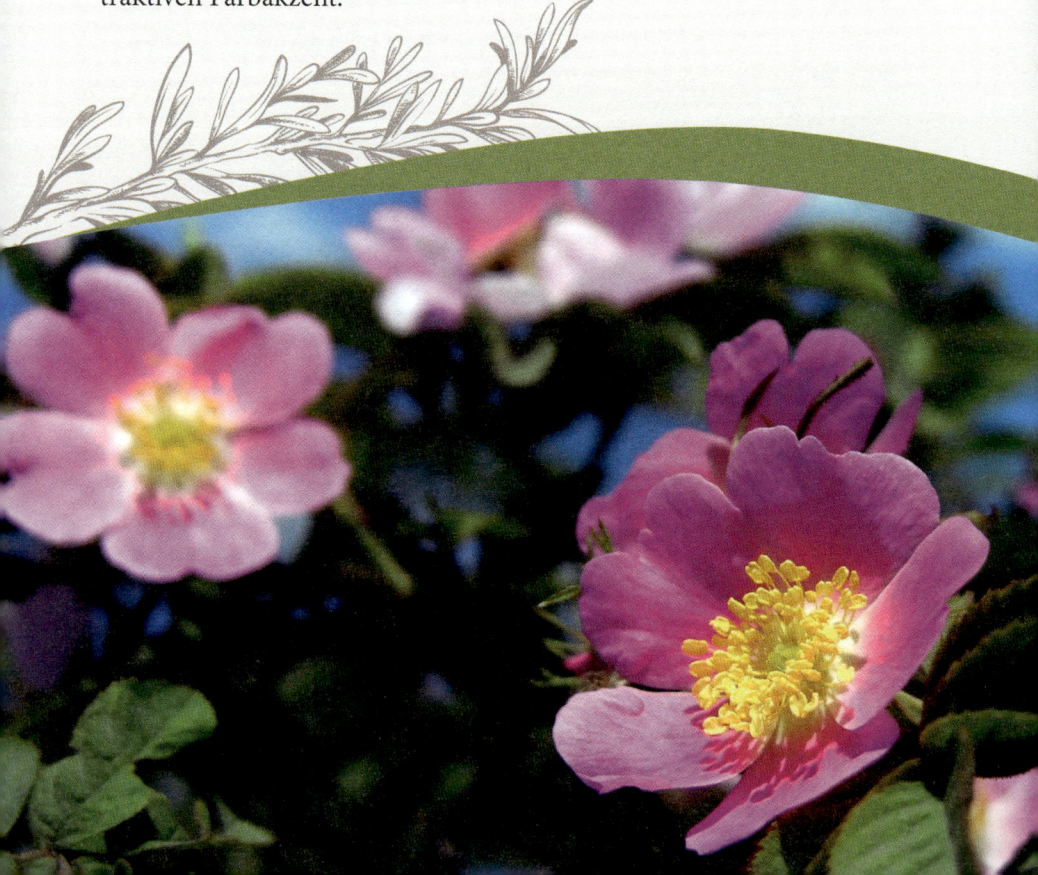

Rosmarin

Name:	*Rosmarinus officinalis*
Familie:	*Lamiaceae*, Lippenblütler
Vorkommen:	Mittelmeerraum
Pflanzenteil:	Blätter, Triebspitzen
Duft:	krautig, harzig, kampferartig
Anwendung:	bei Abschied, Trauerbegleitung, Segnungen; für Herzöffnung, Harmonie, Loslassen, Zufriedenheit, Schutz, Konzentration, Mut, Kreativität, Inspiration, Liebe, Naturwesen
Wirkung:	tröstend, anregend, reinigend, antiseptisch

traditionelles Heilkraut • mediterranes Küchenkraut • »Rose des Meeres«

Die »Rose des Meeres« war ursprünglich in südeuropäischen Küstengegenden beheimatet. Später verbreiteten sie sich nach ganz Europa und dort zuerst in die Klostergärten. Rosmarin ist ein heißes, austrocknendes und stimulierendes Kraut, dessen Tee morgens gut als Alternative zu Kaffee getrunken werden kann. Wie Salbei hilft Gurgel- oder Mundwasser mit Rosmarin bei entzündlichen Prozessen in Mund und Hals. Rosmarinöl hilft bei Migräne und kann arthritische Gelenke mobilisieren. Unter das Kissen gelegt, vertreibt ein Rosmarinzweig schlechte Träume, und er ist eine gute Zutat zu einer Traum- oder Schlafräuchermischung. Verräuchert wurde Rosmarin schon von den alten Römern zu Ehren ihrer Hausgötter und Ahnen. Er soll Veränderungen anregen und begleiten, außerdem den Prozess des Abschiednehmens und auch des Trauerns unterstützen. Als Räucherung reinigt Rosmarin nicht nur die Luft, sondern entfaltet seine anregende Wirkung auch auf unseren Geist und verhilft uns zu einer höheren Konzentrationsfähigkeit, zu mehr Klarheit und Inspiration.

Salbei

Wie sein amerikanischer Verwandter, der Weiße Salbei, wird der in unseren Gegenden wachsende Salbei seit dem Altertum als Heil- und Räucherpflanze eingesetzt, insbesondere den Römern war er heilig. So leitet sich sein Name »Salbei« oder »Salvia« von lateinisch »salvare«, »heilen«, ab. Hierzulande fand er aufgrund seiner heilenden Eigenschaften früh Einzug in die Klostergärten. Er hilft nicht nur bei entzündeten Schleimhäuten, Husten und Magen-Darm-Beschwerden, sondern auch gegen übermäßiges Schwitzen. In Zigarettenform wurde er gegen Asthma geraucht oder als Tee getrunken. Salbeibüschel sollten im Namen Marias böse Geister fernhalten. Wie der Weiße Salbei kann auch diese Art ohne Kohle verräuchert werden.

Sandelholz rot

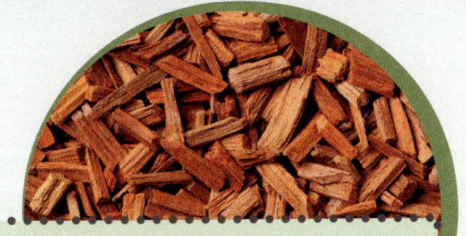

Name:	*Pterocarpus santalinus* (auch: *Santalum rubrum*)
Familie:	*Fabaceae*, Schmetterlingsblütler
Vorkommen:	Indien
Pflanzenteil:	Holz
Duft:	mild würzig
Anwendung:	bei Kopfschmerzen, Ritualen, Magie, Segnungen
Wirkung:	aphrodisierend

Farbgeber

Das rote Sandelholz ist mit dem weißen Sandelholz nicht verwandt, und sein Geruch ist auch weniger fein und edel, dafür würziger. Es wird traditionell eher äußerlich als innerlich angewendet, z. B. bei Kopfschmerzen als Paste auf der Stirn. Oft wird rotes Sandelholz aufgrund seiner ansprechenden Farbe Räuchermischungen beigemengt und ist Hauptbestandteil aller roten Räucherkerzen. Auch seine magische Wirkung beruht mehr auf der Farbe als auf seinem Duft.

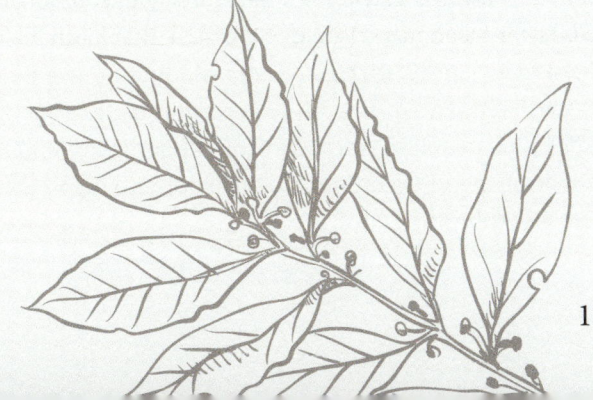

Sandelholz weiß

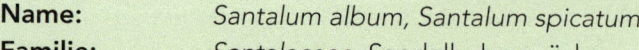

Name:	*Santalum album, Santalum spicatum*
Familie:	*Santalaceae*, Sandelholzgewächse
Vorkommen:	Indien, Australien
Pflanzenteil:	Holz
Duft:	würzig, holzig, süß, warm
Anwendung:	bei Schlafstörungen, Kopfschmerzen, Fieber, Meditationen, Hautkrankheiten, Übergangsritualen, Abendräucherungen; für Heilung, Schutz, Harmonie, Ausgeglichenheit, Treue, Reinigung, geistiges Wachstum
Wirkung:	krampflösend, schleimlösend, entzündungshemmend, entspannend, aphrodisierend

orientalisch • beliebt • vom Aussterben bedroht

Das weiße Sandelholz (*Santalum album*) ist hauptsächlich in Indien beheimatet und wird dort traditionell vielfältig angewendet. Es ist aus der ayurvedischen wie auch der chinesischen und tibetischen Medizin nicht wegzudenken und wird unter anderem gegen Kopfschmerzen, Fieber, Schwellungen und Hautkrankheiten eingesetzt. Auch wird es bei verschiedenen Ritualen wie Hochzeiten und Beerdigungen verräuchert. Unter anderem soll es böse Geister fernhalten und die Menschen von ihren Sünden befreien. Es heißt, es wecke im Yoga und Tantra die Kundalini, eine in tantrischen Schriften beschriebene ätherische Kraft im Menschen, und beruhige bei der Meditation das Ego. Sein duftendes Holz wird verwendet, um Ritualgegenstände, Murtis, Malas sowie Möbelstücke herzustellen. Sandelholzöl gilt aufgrund eines Inhaltstoffs, der dem männlichen Pheromon Androstenol und dem Hormon Testosteron ähnelt, als Aphrodisiakum.

Weißes Sandelholz gehört zu den beliebtesten Räucherstoffen. Doch die Herkunftsplanze, *Santalum album,* ist vom Aussterben bedroht, und sein Export aus Indien wird streng reguliert. Aufgrund der hohen Nachfrage wird Sandelholz sowohl illegal geerntet und geschmuggelt als auch gefälscht. Australisches *Santalum spicatum* hat eine geringere Qualität, ist aber eine ethische Alternative.

Schafgarbe

Name:	*Achillea millefolium*
Familie:	*Asteraceae*, Korbblütler
Vorkommen:	Eurasien
Pflanzenteil:	Blüte, Kraut
Duft:	würzig
Anwendung:	bei Menstruationsbeschwerden, Magenbeschwerden, Träumen, Visionen, Divination, Rauhnächten, Lichtmess; für Intuition; als Nervenstärkung
Wirkung:	ausgleichend

heimische Wildpflanze • Selbstsammler • für Kräuterbüschel • Pflanze der goldenen Mitte

Schafgarbe ist in ganz Eurasien zu Hause. Im Mittelalter galt sie als Pflanze des Teufels, und wer Schafgarbe im Garten hatte, lief Gefahr, der Hexerei beschuldigt zu werden. Gleichzeitig wurde ihr zugeschrieben, den Teufel vertreiben zu können. Als vielseitige Heilpflanze wird Schafgarbe im deutschsprachigem Raum bei Menstruationsbeschwerden und Zyklusstörungen eingesetzt, während im englischsprachigem Raum die Behandlung von Wunden und Blutungsstillung im Vordergrund steht. Als Bittertonikum hilft sie bei Magenbeschwerden. Zu Zeiten der Pest wurde sie in Büscheln aufgehängt und verbrannt. Der entstehende Rauch sollte vor der Ansteckung mit der Krankheit schützen.

Schafgarbe wird in vielen Kulturen zur Divination eingesetzt – nicht zuletzt bestehen die traditionellen I-Ging-Stäbchen aus Stängeln der Schafgarbe. Sie soll die Hellsichtigkeit erhöhen und wird für geistigen und spirituellen Schutz angewendet, z. B. zur Abwehr schlechter Träume.

Zum Räuchern eignen sich vor allem Wildpflanzen, nicht die nachgezüchteten Gartensorten. Der entstehende Rauch wirkt ausgleichend und lässt uns und unser Leben in Balance kommen. Auch hilft er bei der Traumarbeit und beim Empfangen klarer Visionen. Schafgarbe sollte in Mischungen oder auf dem Räuchersieb verräuchert werden.

Übrigens: Schafgarbe ist die Pflanze der goldenen Mitte. In vielen Fällen kann sie entgegengesetzte Wirkungen haben, z. B. eine Blutung stillen, aber auch eine Blutung (Menstruation, Nasenbluten) hervorrufen. In der Symbolsprache der Blumen im viktorianischen England bedeutete Schafgarbe sowohl »Krieg« als auch »Heilung«.

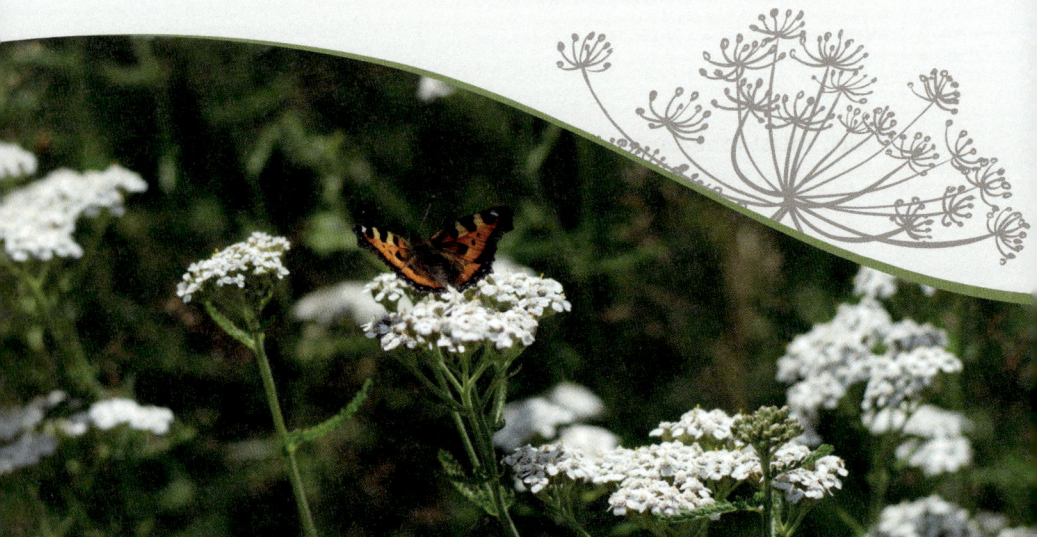

Styrax

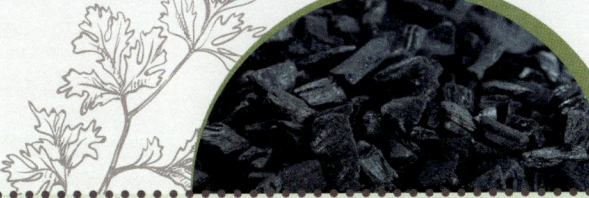

Name:	*Styrax officinalis*
Familie:	*Styracaeae*, Styraxgewächse;
	Hamamelidaceae, Hamamelisgewächse
Vorkommen:	Griechenland, Syrien; Asien, Amerika
Pflanzenteil:	Harz
Duft:	süß, sinnlich, balsamisch, blumig
Anwendung:	bei Schlafstörungen; für geistige Stärke, Liebe
Wirkung:	beruhigend, entspannend, sinnlich,
	harmonisierend, öffnet Herz und Gemüt

orientalisch • in Mischungen • seit der Antike verwendet

Der Styraxbaum stammt ursprünglich aus Mesopotamien. Von dort ist er in die restliche Welt der Antike getragen worden. In Mesopotamien wie auch Ägypten gehörte der Duft von Styrax zu den Feiertagsräucherungen. Styrax dient als Fixativ für andere Düfte, ähnlich dem Ambra (Ambergris) vom Wal. Als Heilmittel wurde Styrax zur Schleimlösung bei Bronchitis und anderen Lungenerkrankungen eingesetzt sowie äußerlich bei Hautleiden und Krätze. Neben dem klassischen Styrax aus dem Styraxbaum gibt es noch den sogenannten Asiatischen und Amerikanischen Styrax, der aus verschiedenen Arten des Amberbaums, einem Hamamelisgewächs, gewonnen wird. Styrax kommt selten pur in den Handel, meist erhält man Holzkohleblättchen oder -stückchen, die mit dem flüssigen Balsam getränkt sind. Styrax sollte nur in kleinen Mengen und in Mischungen verräuchert werden.

Süßgras/ Mariengras/ Sweetgrass

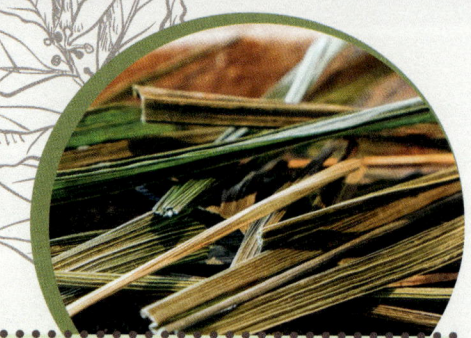

Name:	*Hierochloe odorata* (Mariengras), *Anthoxanthum officinalis* (Ruchgras)
Familie:	*Poaceae*, Süßgräser
Vorkommen:	Eurasien, Nordamerika
Pflanzenteil:	Grashalme
Duft:	süß, warm, heuig, vanillig
Anwendung:	bei Erkältung, Fieber, Schmerzen; für Liebe, Loslassen, Insektenabwehr
Wirkung:	keimtötend, segnend, herzöffnend, entspannend, tröstend, beruhigend

traditionell in vielen Teilen der Welt • dem Auerochsen bzw. dem Bison geweiht (»Büffelgras«) • den indigenen Völkern Nordamerikas heilig • Schwitzhütte • Friedenspfeife

Dieses duftende Süßgras ist unter vielen Namen bekannt, wird hierzulande am häufigsten »Mariengras« genannt und ist in Nordwesteuropa und Nordamerika heimisch. Bei uns ist es inzwischen selten geworden und seine traditionelle Verwendung nahezu in Vergessenheit geraten. Wir kennen es gut aus den indigenen nordamerikanischen Traditionen. Seine Verwandten, das Ruch- und das Alpenruchgras, sind in ganz Eurasien weit verbreitet und ähneln sich in Wirkung und Verwendung.

Bevor das Mariengras der Maria geweiht wurde, war es dem Auerochsen geweiht – wie seine amerikanische Schwester dem Büffel –, zu dessen Lieblingsspeise es gehörte, sowie Freya, deren Namen es zunächst trug

(»Freyahaar«). Es heißt, dass Maria das Jesuskind auf Süßgras bettete, und so wurde es als Betteinlage für Wöchnerinnen, Kinder, Kranke und Sterbende verwendet. Es sollte entspannen, trösten und beruhigen und gleichzeitig Krankheitserreger bannen. Zu christlichen Feiertagen wie Fronleichnam wurde es als Streukraut genutzt. Unters Kopfkissen gelegt, sollte es die Liebeslust wecken.

In Nordamerika wird das Sweetgrass traditionell verräuchert und geraucht. Es ist ein Räucherstoff vieler Zeremonien, unter anderem der Schwitzhütte und der Friedenspfeife. Deren Rauch soll alle Anwesenden in eine freundliche und friedliche Stimmung versetzen und Energien des Streits und der Missgunst vertreiben. Zum Räuchern wurde es zu Zöpfen geflochten, die man ohne Kohle zum Glimmen bringen kann. Medizinisch hilft es als Tee gegen Erkältungen, Fieber und Schmerzen, während der Rauch auch bei Husten inhaliert wird.

Übrigens: Der süße Geruch des Grases stammt vom Cumarin (wie er z. B. auch in der Tonkabohne vorkommt). Deshalb darf Süßgras nicht von Personen verwendet werden, die Blutgerinnungsstörungen haben oder blutverdünnende Medikamente nehmen. Die Cumarine sind verantwortlich für den typischen Heugeruch.

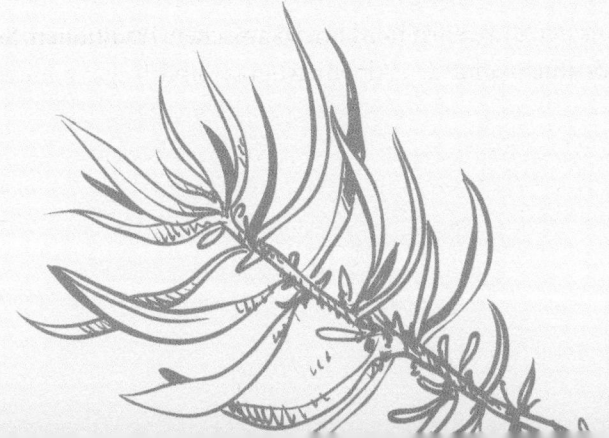

Thymian

Name:	*Thymus vulgaris, Thymus serphyllum*
Familie:	*Lamiaceae*, Lippenblütler
Vorkommen:	Europa
Pflanzenteil:	Kraut, Blätter
Duft:	intensiv, warm, krautig, aromatisch
Anwendung:	bei Erkältungs- und Atemwegserkrankungen, Kopfschmerzen, Träumen, Abschied; für Naturwesen, Selbstvertrauen, Reinigung, Heilung
Wirkung:	kräftigend, stärkend, antiseptisch, antibakteriell

mediterranes Küchenkraut • Gartenpflanze • Selbstsammler

Thymian ist ein Kraut des Mittelmeerraums, das den alten Römern und Griechen schon lange bekannt war. Ins nördliche Europa ist es spät eingewandert, vermutlich bei der Anlage von Klostergärten auf Befehl Karls des Großen. Nicht nur ist Thymian ein vielseitiges Küchengewürz, sondern wie seine Cousinen Rosmarin und Salbei heilend bei Erkältungs- und Atemwegserkrankungen. Er hilft bei Keuchhusten und ist schleimlösend bei Bronchitis, außerdem lindert er Kopfschmerzen. Als Rauchkraut stärkt Thymian unseren Willen, unsere Lebenskraft und unser Selbstvertrauen. Wie Rosmarin wärmt und weckt er. Schon die Römer räucherten mit Thymian – er sollte Schlangen und Skorpione vertreiben. Der intensive Geruch von Thymian ist dominant, deshalb sollte er in Mischungen sparsam dosiert werden.

Tonka

Name:	*Dipteryx odorata*
Familie:	*Fabaceae*, Schmetterlingsblütler
Vorkommen:	Südamerika, Westafrika
Pflanzenteil:	Frucht
Duft:	süß, vanillig, warm, krautig, heuig
Anwendung:	für Gelassenheit, Harmonie, Insektenabwehr
Wirkung:	stimmungsaufhellend, wärmend, ausgleichend, sinnlich, entspannend, stärkt das Herz

südamerikanisch • in kleinen Mengen (cumarinhaltig)

In ihrer südamerikanischen Heimat als Glücksbringer getragen, ist die Tonkabohne bei uns als Gewürz bekannt geworden. Aufgrund des Cumaringehalts, das für den heuartigen Geruch verantwortlich ist, darf sie nur in kleinen Mengen eingenommen und auch verräuchert werden. Verwendet wird die gemahlene oder geraspelte Bohne.

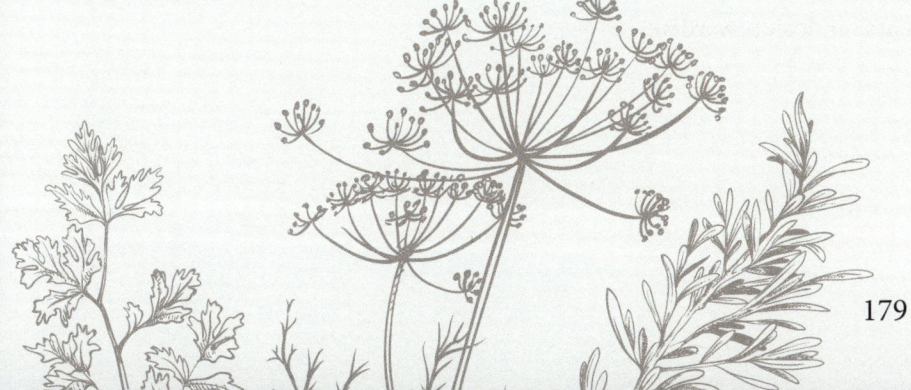

Vetiver

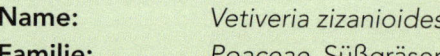

Name:	*Vetiveria zizanioides*
Familie:	*Poaceae*, Süßgräser
Vorkommen:	Asien
Pflanzenteil:	Wurzel
Duft:	erdig, schwer, süß
Anwendung:	bei Kopfschmerzen, Hautkrankheiten, Demenz, Fieber, Schlangenbissen; für Insektenabwehr
Wirkung:	aphrodisierend, nervenstärkend

asiatische Heil- und Räucherpflanze • Ayurveda • traditionelles Rauchopfer

In Indien und der ayurvedischen Heilkunst wird Vetiver verschiedentlich eingesetzt: bei Hautkrankheiten, Allergien, Herzbeschwerden, Demenz, aber auch bei Fieber, Malaria oder Schlangenbissen. Als Räucherstoff wird es bei Kopfschmerzen mit dem Harz Benzoe Siam gemischt. In hinduistischen Pujas (rituellen Opferzeremonien) wird das heilige Gras verräuchert, wobei dort mehr die Blätter als die Wurzel verwendet werden, die jedoch keinen Geruch haben. Bei uns ist Vetiver bekannt als Bestandteil von Herrenparfum.

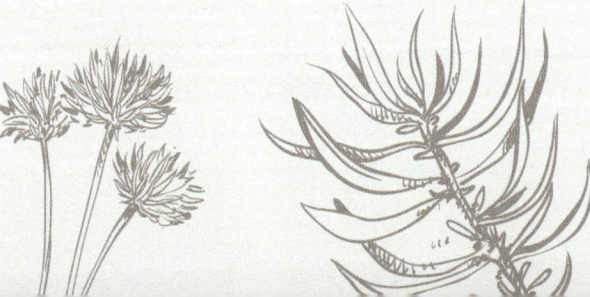

Wacholder

Name:	*Juniperus communis*
Familie:	*Cupressaceae*, Zypressengewächse
Vorkommen:	Eurasien
Pflanzenteil:	Beeren, Zweige, Holz, Harz
Duft:	warm, balsamisch, harzig
Anwendung:	bei Rheuma, Erkältungskrankheiten, Rekonvaleszenz, Jahreskreisfesten, Rauhnächten, Weihnachten, bösen Träumen, Übergangsritualen, Abschied; für Konzentration, Schutz, Reinigung, Visionen, Divination
Wirkung:	stärkt die Ahnenverbindung, reinigend, vitalisierend, antiseptisch, keimtötend

heimischer Baum, unter Naturschutz • prähistorisch • Gewürz • Verwechslungsgefahr mit dem sehr giftigen Sadebaum/Stinkwacholder (*Juniperus sabina*) • siehe auch Cedar (S. 122)

Überall, wo Wacholderarten wachsen, werden sie seit Urzeiten zum Räuchern und als Arznei verwendet. Tatsächlich ist der »Ruchholder« eine der ältesten bekannten Räucherpflanzen für Haus und Stallung. Seine erste Erwähnung findet er in einem 4000 Jahre alten ägyptischen Papyrus. Die blauschwarzen Beeren des einheimischen Gemeinen Wacholder sind nicht nur ein traditionelles Gewürz und Schnapsgrundlage, sondern werden auch bei Magen-Darm-Beschwerden sowie bei Rheuma eingesetzt. Heute muss er nicht mehr die Pest vertreiben, aber gegen Erkältungskrankheiten leistet er noch immer gute Dienste. Wacholderharz wurde lange als Weihrauchersatz verwendet und »deutscher Sandarak « genannt. Wild wachsender Gemeiner Wacholder steht unter Naturschutz – wird aber oft in Gärten gepflanzt, und seine Beeren findet man in jedem Supermarkt.

Übrigens: Die als Amerikanische Zeder oder Cedar im Handel erhältlichen Räucherstoffe, insbesondere indianische Smudge Sticks, stammen ebenfalls von Wacholderarten der Gattungen *Juniperus* und *Thuja* und sind nur entfernt mit den echten Zedern (*Pinaceae*) verwandt.

Weißer Salbei/ White Sage

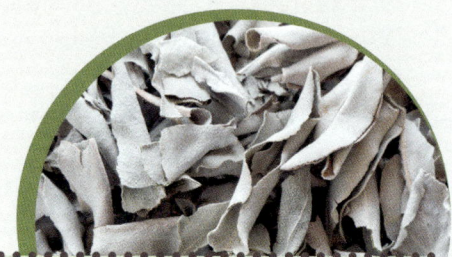

Name: *Salvia apiana*
Familie: *Lamiaceae*, Lippenblütler
Vorkommen: Nordamerika
Pflanzenteil: Kraut
Duft: aromatisch, harzig, krautig
Anwendung: bei Erkältungen, Ritualen, Segnungen;
für Reinigung, Heilung
Wirkung: reinigend, beruhigend

traditionell in Nordamerika • kann ohne Kohle verräuchert werden • Smudge Sticks/Räucherbündel

Wie der europäische Echte Salbei (*Salvia officinalis*) wird auch dieser Verwandte von der nordamerikanischen Westküste seit Urzeiten als Heil- und Räucherpflanze eingesetzt. Räucherbündel aus White Sage werden verwendet, um Häuser zu reinigen und Rituale zu unterstützen, der Rauch soll Frieden und Segen bringen. Auch in der Schwitzhütte kommt er zum Einsatz. Bei Erkältungskrankheiten oder epileptischen Anfällen hat Salbei eine lindernde Wirkung. Diese Pflanze lässt sich nicht mit kultivieren, sodass der meiste Weiße Salbei aus der Wildsammlung stammt. Als heimische Alternative bieten sich Gartensalbei oder Beifuß an.

Weihrauch

Name:	*Boswellia carteri/sacra* (Olibanum), *Boswellia papyrifera*, *Boswellia serrata* (Guggul), *Boswellia frereana* (Elemi)
Familie:	*Burseracaea*, Balsambaumgewächse
Vorkommen:	Arabische Halbinsel, Nord- und Nordostafrika, Indien
Pflanzenteil:	Harz
Duft:	fein, warm, süß, balsamisch
Anwendung:	bei Zahnschmerzen, Fieber, Entzündungen, Schuppenflechte, Polyarthritis, Rheuma, Asthma, Durchblutungsstörungen, Muskelverspannungen, Gebeten, Meditationen, Spiritualität; für Reinigung, Heilung, Klarheit
Wirkung:	schmerzstillend, kühlend, desinfizierend, wundheilend, beruhigend, entspannend

seit der Antike verwendet • traditioneller Räucherstoff in der römisch-katholischen und orthodoxen Kirche • orientalisch • große Qualitätsunterschiede • auf ethische Quellen achten

Eines der edelsten Räucherharze ist der Weihrauch, der schon in der Bibel als eines der Geschenke der Heiligen Drei Könige Erwähnung findet. Er wird aus verschiedenen Weihrauchbäumen (*Boswellia spp.*) gewonnen, wobei der beste Weihrauch aus dem Oman stammt und an seiner hellen, klaren, gelben Farbe erkennbar ist. Weitere klassische Sorten kommen aus Südarabien, Nordostafrika und Vorderindien. Minderwertigen Weihrauch erkennt man an einer sehr dunklen Farbe, und er kann Rindeneinschlüsse aufweisen. Das Harz wird durch das Anschneiden der Rinde und das anschließende Absammeln der getrockneten Perlen gewonnen.

Weihrauch ist seit der Antike eines der wichtigsten Räucherwerke für sakrale Zwecke und wurde schon früh in die ganze Welt exportiert. Auch wir kennen seinen Geruch und verbinden ihn mit Gottesdiensten in der katholischen Kirche. Früh wurde nicht nur die keimabtötende und reinigende Wirkung des Weihrauchs erkannt, sondern auch die Linderung, die er bei entzündlichen und schmerzhaften Prozessen bringt. Insbesondere für den Indischen Weihrauch (*Boswellia serrata,* Guggul) ist die medizinische Wirkung in Studien belegt. Weihrauch kann als Rauchbad über einem Räucherstuhl oder einem Hocker mit Loch in der Sitzfläche verräuchert werden.

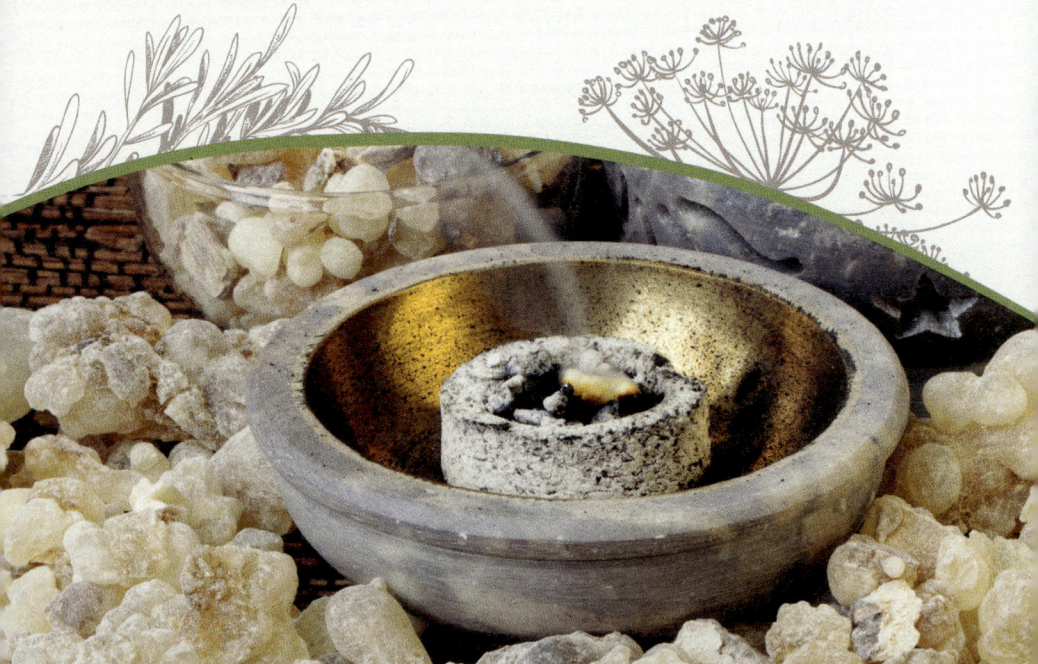

Ysop

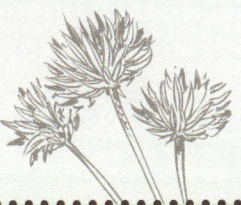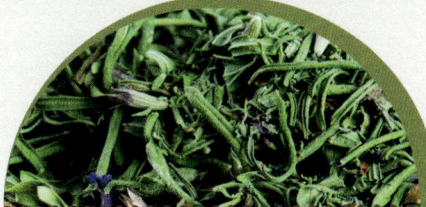

Name:	*Hyssopus officinalis*
Familie:	*Lamiaceae*, Lippenblütler
Vorkommen:	Europa
Pflanzenteil:	Kraut, Blätter, Blüte
Duft:	warm, würzig
Anwendung:	bei Atemwegsbeschwerden, Depressionen, Segnungen; für Konzentration, Lebensfreude, Reinigung (auch von Ritualgegenständen)
Wirkung:	antiseptisch, desinfizierend, stärkend, kräftigend

heimisch • traditionell als Heil- und Ritualkraut seit dem Mittelalter

Ysop wurde zuerst von den alten Griechen beschrieben (der in der Bibel erwähnte Ysop ist mit einiger Sicherheit eine andere Pflanze), sein Name kommt jedoch aus dem Hebräischen (*ezob*) und bedeutet »gut duftendes Kraut«. Ursprünglich im Mittelmeerraum heimisch, wurde Ysop von den Römern in weite Teile Europas gebracht. Er ist eines der Kräuter, das im Mittelalter in den Stuben auf den Boden gestreut wurde, um sowohl die Pest als auch Hexen fernzuhalten. Ysop wird traditionell bei Atemwegserkrankungen, insbesondere zur Schleimlösung bei Husten angewendet. Als Tee vertreibt er Würmer und fördert die Verdauung. Als Salbe hilft er bei rheumatischer Arthritis, aber auch bei oberflächlichen Hautverletzungen. Hildegard von Bingen empfahl ihn nicht nur gegen Husten, sondern auch bei Depressionen. Als Rauchkraut wirkt Ysop besonders reinigend und schützend auf Menschen, Räume und Ritualgegenstände. Er stärkt und belebt Körper und Geist, schärft den Verstand und fördert die Konzentration.

Zeder

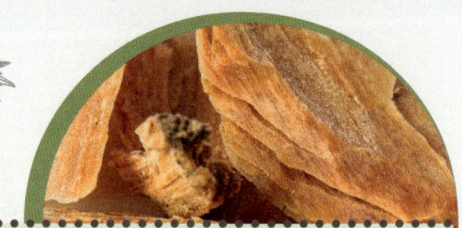

Name:	*Cedrus atlantica* (Atlas-Zeder), *Cedrus brevifolia* (Kurznadlige Zeder), *Cedrus libani* (Libanon-Zeder), *Cedrus deodora* (Himalaya-Zeder)
Familie:	*Pinaceae*, Kieferngewächse
Vorkommen:	Nordafrika, Kleinasien, Himalaya
Pflanzenteil:	Holz, Harz, Nadel, Rinde
Duft:	warm, balsamisch, würzig
Anwendung:	bei Nervosität und Stress, Opfergaben, Gebeten, Träumen, Neuanfang; für Mut, Reinigung, Heilung
Wirkung:	heilend, entspannend, stärkend, harmonisierend

orientalisch • heiliger Baum

Die vier Arten der Zeder werden auch in einschlägiger Literatur gern mit den Nordamerikanischen Zedern (siehe Cedar, S. 122) verwechselt, die eigentlich Wacholderarten sind und zu den Zypressengewächsen gehören. Die Unterscheidung, zumindest der Nadeln und Triebspitzen, ist einfach: Die echten Zedern haben kurze, glatte, stachelige Nadeln ähnlich der Kiefer, mit der sie verwandt sind. Dagegen sind die Nadeln der Cedar fein und dachziegelartig beschuppt, ähnlich ihrer Verwandten, der Thuja.

Die echten Zedern waren vielen antiken Völkern heilig, und ihr haltbares, duftendes Holz wurde gern für den Schiffs- und Hausbau, für die Herstellung von Sarkophagen oder Truhen verwendet. Als Heil- und Räucherstoff wurde besonders das Harz eingesetzt. Im alten Mesopotamien wurden die Wörter für »Weihrauch« und »Zeder« synonym verwendet. Besonders die Libanon-Zeder war so begehrt, dass die großen Wälder abgeholzt wurden und heute nur noch wenige hundert Exemplare übrig sind.

Zimt

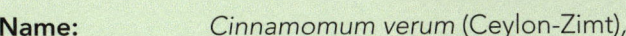

Name:	*Cinnamomum verum* (Ceylon-Zimt), *Cinnamomum cassia* (Cassia-Zimt)
Familie:	*Lauraceae*, Lorbeergewächse
Vorkommen:	Indien, China, Malaysia
Pflanzenteil:	Rinde; Blüte
Duft:	schwer, süß, warm, weich, aromatisch
Anwendung:	bei Angst, Nervosität, Männerthemen; für Konzentration
Wirkung:	erwärmend, aphrodisierend, harmonisierend, bringt gute Energien, sinnlich

Gewürz • orientalisch

Der heute verwendete Zimt stammt von zwei verschiedenen Bäumen und wird unterschieden in Ceylon-Zimt, das ursprüngliche Gewürz, und Cassia-Zimt. Beide Arten werden aus der getrockneten Rinde gewonnen, haben einen ähnlichen Geruch und bei der Räucherung ähnliche Wirkung. Bekannt wurde der Zimt zuerst in Arabien, von wo er nach Griechenland, Rom und Ägypten gebracht wurde. In Ägypten fand Zimtöl aufgrund seiner konservierenden und keimtötenden Eigenschaften beim Einbalsamieren Verwendung, während Cassia ein Bestandteil biblischer heiliger Räucherungen und des Salböls war. Bei uns ist Zimt wie auch Nelke Bestandteil weihnachtlicher Gewürzmischungen.

Zypresse

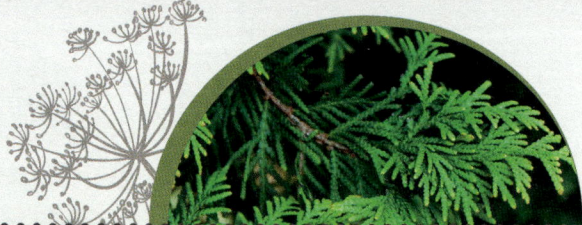

Name:	*Cupressus sempervirens*
Familie:	*Cupressaceae*, Zypressengewächse
Vorkommen:	Mittelmeerraum, Asien
Pflanzenteil:	Triebspitzen, Holz
Duft:	frisch, grün, weich
Anwendung:	bei Atemwegsbeschwerden, Trauer, Übergangs-ritualen, Abschied, Weihungen; für Schutz, Segen
Wirkung:	erdend, konzentrationsstärkend, aufrichtend

bekannter mediterraner Baum • seit der Antike

In der Antike war die Zypresse ein Symbol und Attribut verschiedener Götter. Sie wurde mit Langlebigkeit, aber auch Tod und Trauer und der Verbindung von Lebenden und Toten assoziiert und entsprechend als Symbol der Trauer gepflanzt. Laut Hildegard von Bingen schützt die Zypresse vor dem Teufel – in jedem Fall wurde mit ihren Zweigen geräuchert, um Dämonen und böse Geister zu vertreiben und fernzuhalten. Zypressenöl wird heute in der Naturheilkunde z. B. bei Erkältungskrankheiten sowie Muskel- und Gelenkschmerzen eingesetzt. Zypressenzweige eignen sich gut, um Räucherbündel herzustellen.

Schlusswort

Das Räuchern hat in allen Kulturen eine lange Tradition. Bei uns ist leider deren Praktik, aber nicht das Wissen um sie verloren gegangen. Aber wie in Nordamerika noch die Friedenspfeife geraucht, in katholischen Messen Weihrauch verräuchert wird und in Griechenland die Räucherung auf Kohle in allen Haushalten das Gebet begleitet, so kann auch bei uns das Räucherritual wieder einen festen Platz im Leben einnehmen. Dieses Buch hat hoffentlich nicht nur Ihre Fragen beantwortet, wenn Sie Einsteiger sind, und Sie inspiriert, wenn Sie schon Erfahrung haben, sondern Sie ein Stück weit auf Ihrem Weg begleitet.

Markus Schirner

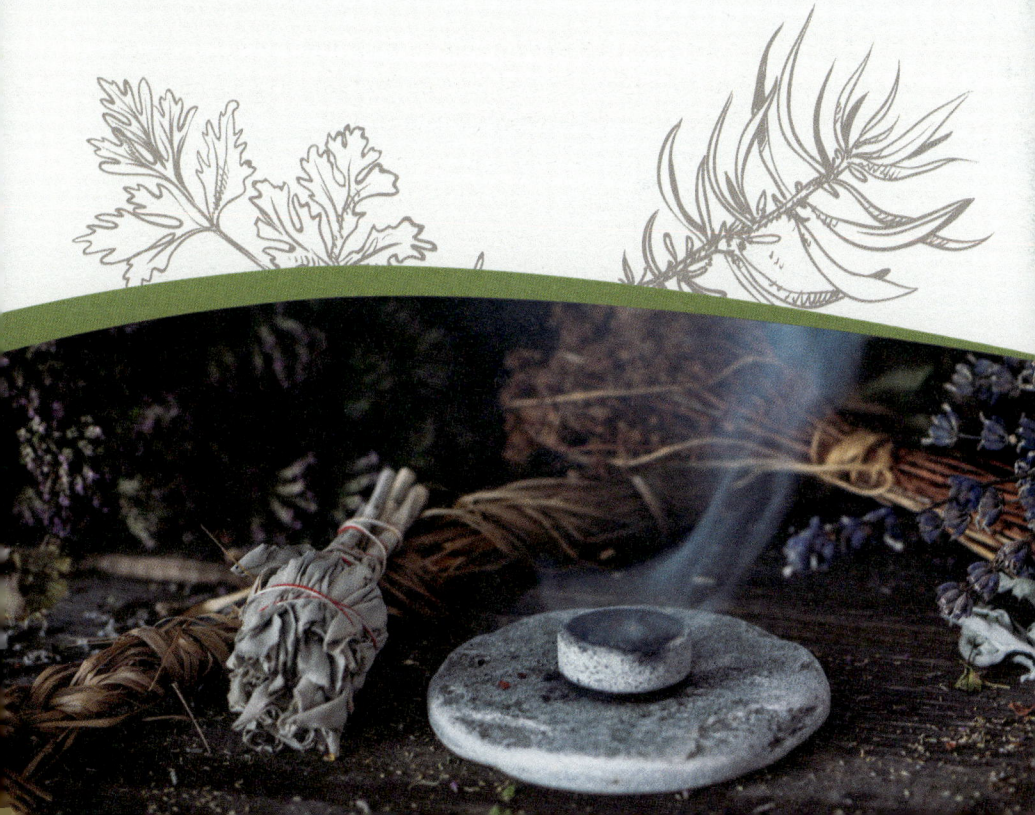

Über den Autor

Markus Schirner ist ausgebildeter Lehrer für Kinesiologie, »Brain Gym« und »Touch for Health« sowie Massagetherapeut. Zu seinen weiteren Spezialgebieten zählen die Aroma- und Kräuterkunde, Meditations- und Atemtherapie sowie die buddhistische Philosophie. Der von ihm gegründete Schirner Verlag gehört zu den wichtigsten spirituellen Verlagen Deutschlands.

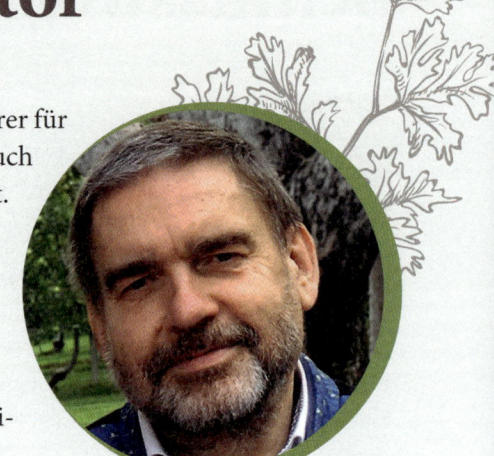

www.schirner.com

Ebenfalls von Markus Schirner erschienen im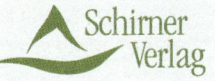

Bücher:
Atemtechniken | 978-3-8434-1430-2
Ätherische Öle anwenden | 978-3-8434-1526-2
Einhandruten-Set | 978-3-8434-1123-3
Pendel-Set | 978-3-8434-1103-5
Pendel-Welten | 978-3-8434-0334-4
Ruten-Welten | 978-3-8434-1542-2
Talismane und Amulette | 978-3-89767-438-7
Tarot-Welten | 978-3-930944-00-2
Zum richtigen Duft | 978-3-8434-5104-8

Kartensets:
Atemtechniken | 978-3-8434-9143-3
Die Goldenen Regeln | 978-3-8434-9151-8
Erste-Hilfe-Punkte | 978-3-8434-9174-7
Meditationstechniken | 978-3-8434-9160-0

Literatur

Bader, Marlies: Räuchern mit heimischen Kräutern. Goldmann, München, 2008

Beyerl, Paul: A Compendium of Herbal Magick. Phoenix Publishing, Blaine/USA, 2008

Blackthorn, Amy: Sacred Smoke. Red Wheel/Weiser, Newburyport, USA 2019

Brooke, Elisabeth: Kräuter helfen heilen. Schirner, Darmstadt, 2004

Claire: Magie leben. Heyne, München, 2011

Fischer-Rizzi, Susanne: Das Buch vom Räuchern. AT Verlag, Aarau, Schweiz, 2001

Fuchs, Christine: Räuchern in Winterzeit und Rauhnächten. Kosmos, Stuttgart, 2012

Hafen, Bhagavati P.: Glück in jedem Raum. Schirner, Darmstadt, 2019

Herzog, Annemarie: Die Räucherapotheke für die Seele. Schirner, Darmstadt, 2019

Herzog, Annemarie: Die Räucherapotheke für den Körper. Schirner, Darmstadt,

Huber, Franz X.J.: Das große Buch vom Räuchern. Schirner, Darmstadt, 2021

Huber, Georg: Energetische Hausreinigung. Schirner, Darmstadt, 2021

Hughes, Kristoffer: The Book of Celtic Magic. Llewellyn, Woodbury, USA, 2017

Inkwright, Fez: Botanical Curses and Poisons. Liminal 11, Epsom, UK, 2021

Kaldera, Raven: The Nordic Shamanic Herbal. Asphodel Press, Hubbardston, USA, 2010

Kinkele, Thomas: Heimische Räucherpflanzen. Windpferd, Oberstdorf, 2012

Krämer, Claus: Die Heilkunst der Kelten. Schirner, Darmstadt, 2015

Nitschke, Adolfine: Heilsames Räuchern mit Wildpflanzen. Goldmann, München, 2021

Opitz-Kreher, Karin & Huber, Johannes: Bibelöle. Schirner, Darmstadt, 2018

Opitz-Kreher, Karin: Baumöle. Schirner, Darmstadt, 2019

Rätsch, Christian: Der Heilige Hain. AT Verlag, Aarau, Schweiz, 2018

Rätsch, Christian: Räucherstoffe – Der Atem des Drachen. AT Verlag, Aarau, Schweiz, 2021

Reicher, Sophie: Spiritual Protection. NewPageBooks, Pompton Plains, USA, 2010

Ruland, Jeanne: Das Geheimnis der Rauhnächte. Schirner, Darmstadt, 2009

Ruland, Jeanne: Traum und Wirklichkeit. Schirner, Darmstadt, 2006

Schirner, Markus: Ätherische Öle anwenden. Schirner, Darmstadt, 2018

Stadelmann, Ingeborg: Bewährte Aromamischungen. Stadelmann, Wiggensbach, 2009

Storl, Wolf-Dieter: Die alte Göttin und ihre Pflanzen. Kailash, München, 2014

Storl, Wolf-Dieter: Naturrituale. AT Verlag, Aarau, Schweiz, 2004

Storl, Wolf-Dieter: Heilkräuter und Zauberpflanzen. AT Verlag, Aarau, Schweiz, 2007

Storl, Wolf-Dieter: Kräuterkunde. Aurum, Bielefeld, 2006

Bildnachweis

Bilder von der Bilddatenbank shutterstock.com

Layoutelemente: Pflanzenornamente: # 204048796 (© artnLera), Initialen: # 1259416309 (© Madiwaso) Weitere Bilder: S. 5: # 34432651 (© matka_Wariatka), S. 6, 19: # 383719891 (© JurateBuiviene), S. 9: # 2148788137 (© Bubbers BB), S. 10: # 330768533 (© Michaela Jilkova), S. 11: # 1772072186 (© Esther Lin), S. 12: # 1937534401 (© Pam Walker), S. 14: # 2139658969 (© efoArt), S. 15: # 2164913699 (© New Africa), S. 16: # 2010741440 (© Svitlyk), S. 21: # 469029476 (© svrid79), S. 24-25: # 2193832483 (© S. Birkelbach), S. 26: # 1688483104 (© LunarVogel), # 746217742 (© Don Pablo), S. 28: # 1561794796 (© KieferPix), S. 31: # 1483588901 (© J. Helgason), S. 33: # 14632639 (© mikeledray), S. 35: # 1442126570 (© Krakenimages.com), S. 38: # 216062674 (© Antonio Guillem), S. 42: # 113012746 (© Phase4Studios), S. 44: # 110746892 (© Artens), S. 47: # 2018571389 (© Ground Picture), S. 50: # 1836342451 (© thailand_becausewecan), S. 52: # 134407094 (© My Good Images), S. 54: # 2151988419 (© Akarawut), S. 58: # 2199381149 (© New Africa), S. 64: # 771316573 (© Background All), S. 69: # 379852180 (© G-Stock Studio), S. 70: # 132622637 (© Kuznetcov_Konstantin), S. 72: # 1477453100 (© schame), S. 73: # 2143010785 (© dekazigzag), S. 83: # 1039315024 (© KieferPix), S. 87: # 2202201865 (© Jacob Lund), S. 98: # 2093499736 (© Doucefleur), S. 104: # 625950947 (© Andrey_Popov), S. 105: # 1516561934 (© TSN52), S. 106: # 2157138689 (© irin-k), S. 108: # 1931621699 (© Olena Yakobchuk), S. 110-111: # 1807268674 (© Miriam Doerr Martin Frommherz), S. 112: # 1369477799 (© larry.zhou), S. 113: # 1113179738 (© Sarah Biesinger), S. 114: # 1970262403 (© Katniss studio), S. 115: 1198433767 (© KarepaStock), S. 116: # 1905126328 (© Cyrustr), S. 117: # 1951241044 (© avoferten), S. 118: # 1006647493 (© AmyLv), S. 119: # 1611434551 (© HASIHOLAN SIAHAAN), S. 120: # 1488939356 (© in freedom we trust), S. 121: # 603718883 (© 12photography), S. 122: # 1796321374 (© islavicek), S. 123: # 1327363187 (© spline_x), S. 125: # 2128391255 (© Natasha Sergeeva), S. 126: # 1615268479 (© Madeleine Steinbach), S. 127: # 2119755032 (© ThePremise), S. 128: # 1433022335 (© 22Images Studio), S. 129: # 465382247 (© Michelle Patrick), S. 130: # 1040549425 (© hjochen), S. 131: # 2119195661 (© Evgeniy_16), S. 132: # 93019747 (© Heike Rau), S. 133: # 224492641 (© Ellen McKnight), S. 134: # 1440813494 (© FotoHelin), S. 136: # 2136050271 (© NIKCOA), S. 137: # 327996566 (© ELAKSHI CREATIVE BUSINESS), S. 138: # 1676941843 (© iva), S. 139: # 1370763998 (© SakSa), S. 40: # 394243321 (© beta7), S. 141: # 1516931552 (© sruilk), # 1930896446 (© Snezana Vasiljevic), S. 142: # 1520112164 (© g215), S. 143: # 1217700007 (© M. Schuppich), S. 144: # 615340970 (© hydra viridis), # 1266231958 (© Grisha Bruev), S. 145: # 267898730 (© wasanajai), S. 146: # 1398341189 (© mahirart), S. 147: # 573079126 (© Anton Starikov), S. 148: # 2169817799 (© AleMasche72), S. 149: # 1879970539 (© Chamille White), S. 150: # 1808552656 (© ImpressionMall), S. 151: # 2039151320 (© liga_sveta), S. 152: # 525793333 (© Starover Sibiriak), S. 153: # 1186785730 (© hande bagci), S. 154: # 1904022412 (© a1vector), S. 155: # 1832449132 (© Sokor Space), S. 156: # 1718849698 (© Chamille White), S. 157: # 1521063476 (© Natalia Golubnycha), S. 158: # 2155833895 (© Annmell_sun), S. 159: # 1006678183 (© vainillaychile), S. 160: # 1123156307 (© Sarah Biesinger), S. 161: # 336980477 (© Kalcutta), S. 162: # 397844521 (© Quality Stock Arts), S. 64: # 2038528430 (© monkographic), S. 165: # 1393212986 (© Stephen Orsillo), S. 166: # 2190310437 (© Al.geba), S. 167: # 2087928244 (© AB-7272), S. 168: # 56586211 (© Marek Mierzejewski), S. 169: # 2160266383 (© Enes Solmaz), S. 170: # 1654344157 (© Seyfettin Karagunduz), S. 171: # 2142296945 (© Madeleine Steinbach), S. 172: # 2110624685 (© Katniss studio), S. 173: # 1031894149 (© 12photography), S. 174: # 2126781959 (© Laustsen), S. 175: # 1108906169 (© Sarah Biesinger), S. 176: # 345898415 (© FooTToo), S. 178: # 2006575799 (© Brent Hofacker), S. 179: # 1696190893 (© Ingrid Balabanova), S. 180: # 1274026876 (© AmyLv), S. 181: # 747654535 (© Melica), S. 182: # 2129807987 (© efoArt), S. 183: # 584780941 (© JurateBuiviene), S. 184: # 383719123 (© JurateBuiviene), S. 185: # 1124299361 (© Sarah Biesinger), S. 186: # 785055889 (© Rifad), S. 187: # 1216153735 (© Yeti studio), S. 188: # 1949188594 (© billysfam), S. 189: # 1610037055 (© S. Birkelbach)

Weitere Bilder: S. 135 und S. 163: © Silja Bernspitz, Schirner